药物代谢与药物动力学系列学术专著

生物利用度与生物等效性

李雪宁 主编

科 学 出 版 社

北 京

内 容 简 介

生物等效性研究是一门综合性学科，它包括临床试验设计、药代动力学、药效动力学、生物统计和药物分析等领域的专业内容。本书从生物等效性研究的临床试验设计和生物等效性的评价、统计分析到生物样本的检测方法入手，由浅入深、由点及面地向读者介绍了生物等效性研究的基本内容。

本书共7章，分别为总论、生物利用度、以药代动力学为终点的生物等效性试验、以药效学为终点的生物等效性试验、生物等效性研究豁免、生物等效性研究的统计学要求和生物分析。

本书实践性、理论性、专业性强，可作为相关方向的研究生教材，也可作为从事生物等效性研究及相关科研人员的参考书籍。

图书在版编目（CIP）数据

生物利用度与生物等效性／李雪宁主编. —北京：
科学出版社，2021.1
（药物代谢与药物动力学系列学术专著）
ISBN 978－7－03－066111－1

Ⅰ．①生… Ⅱ．①李… Ⅲ．①药物－生物资源－资源
利用②药物－生物效应 Ⅳ．①R915

中国版本图书馆 CIP 数据核字（2020）第 173975 号

责任编辑：周 倩／责任校对：谭宏宇
责任印制：黄晓鸣／封面设计：殷 靓

科学出版社 出版
北京东黄城根北街 16 号
邮政编码：100717
http://www.sciencep.com

南京展望文化发展有限公司排版
广东虎彩云印刷有限公司印刷
科学出版社发行 各地新华书店经销

*

2021 年 1 月第 一 版 开本：B5（720×1000）
2023 年 1 月第九次印刷 印张：9 3/4
字数：160 000

定价：80.00 元
（如有印装质量问题，我社负责调换）

药物代谢与药物动力学系列学术专著

专家指导委员会

（以下按姓氏笔画排序）

马　国　复旦大学

王　琰　中国医学科学院药物研究所

刘中秋　广州中医药大学

刘晓东　中国药科大学

李雪宁　复旦大学附属中山医院

张　菁　复旦大学附属华山医院

陈卫东　安徽中医药大学

范国荣　上海交通大学附属第一人民医院

钟大放　中国科学院上海药物研究所

黄　民　中山大学

焦　正　上海交通大学附属胸科医院

丛书序

Foreword

药物代谢动力学是应用数学处理方法,定量描述药物及其他外源性物质在体内的动态变化规律,研究机体对药物吸收、分布、代谢和排泄等的处置及所产生的药理学和毒理学意义。药物代谢动力学基本理论和方法已深入至新药发现(包括候选化合物药代特性快速评价、根据先导药物的药理等作用获得新的候选化合物、从药物代谢产物获得新药等)、药理学研究、制剂学研究、中药现代化研究、毒理学研究、临床用药等多领域,贯穿于药物发现与开发及药物上市的始终,是紧密连接各药物研究领域的桥梁。药物代谢动力学已经与药理学、毒理学并列成为早期新药研发评价三大核心内容,各国新药注册机构均颁布药物代谢动力学及其相关研究的指南,要求任何一个新药或新制剂在进行临床研究和上市前均需要进行药代动力学试验,以获得药代动力学资料和信息。

在广大科技工作者的努力下,我国药物代谢与药物动力学研究取得了快速发展,诸多成果已达到或接近国际先进水平。科学出版社组织国内从事药物代谢动力学研究领域的专家编著了"药物代谢与药物动力学系列学术专著",该丛书具有系统性、针对性、基础性、前瞻性、理论与实践相结合性等特点。系统地从药物代谢动力学的各研究方向和领域进行归纳、总结;针对每个研究方向分别成册,深度剖析;各分册既有基础理论的铺垫,也有最新的理论、研究方法和技术、成果的展开,兼具基础性和前瞻性;理论与实践相结合,在基本理论的基础上,结合典型的实践案例进行剖析,便于读者理解。相信该丛书的出版能够促进我国药物代谢动力学的发展。

"药物代谢与药物动力学系列学术专著"是我国第一套系统性归纳、总结药物代谢动力学的丛书,而药物代谢动力学发展迅速,故在内容选择上还需要在实践中不断完善、更新和补充。希望广大药物代谢动力学等相关专业的工作者和研究者在阅读、参考该丛书时提出宝贵的意见,以使其不断地完善,为我国药物代谢动力学的发展做出贡献。

中国工程院院士

2020 年 9 月 4 日

前 言
Preface

自从国家食品药品监督管理总局［现国家药品监督管理局（National Medical Products Administration，NMPA）］2015 年 7 月 22 日发布《关于开展药物临床试验数据自查核查工作的公告》后，中国的临床研究进入飞速发展的阶段。仿制药是指与已上市原研药品在安全性、质量和疗效上一致的药品，其研发能够降低医疗支出，提高公民整体的健康水平。中国作为仿制药大国，其仿制药质量评价任务迫在眉睫。早在 2012 年，国务院即发布了《国家药品安全"十二五"规划》（国发〔2012〕5 号），其中明确提到：要提高仿制药质量，要分期分批进行仿制药一致性评价。2015 年，国务院发布了《关于改革药品医疗器械审评审批制度的意见》（国发〔2015〕44 号），其中第七条为"推进仿制药质量一致性评价"，正式吹响了仿制药一致性评价工作的号角。2016 年，国务院办公厅发布《关于开展仿制药质量和疗效一致性评价的意见》（国办发〔2016〕8 号），该意见中明确了评价工作的对象和时限，并且国家食品药品监督管理总局在同年 5 月对意见进一步发布公告，确定了需要完成一致性评价的品种。

生物等效性（bioequivalence，BE）研究是仿制药一致性评价中非常重要的一部分，旨在评估同一药品不同制剂的吸收、分布、代谢、排泄等是否等效，通常会以药代动力学参数或药效学作为等效性的评价指标。随着 2018 年《4+7 城市药品集中采购文件》的发布，通过一致性评价进度靠前的企业可借带量采购的机会迅速抢占市场。因此，近几年 BE 研究的开展数量急剧增长，进行人体 BE 试验的机构数量也与日俱增。本书通过对 BE 研究基本信息的全面介绍,希望能为相关专业研究方向的研究生提供基础理论和实践依据,为广大临床研究的同仁提供参考。本书共有 7 章,介绍了 BE 研究的基本概念、临床试验设计、药代动力学和药效学生物等效性的评价标准、统计分析方法、生物样本检测方法等内容,书中结合了实际试验数据等,以给读者更直观的感受。在阅读本书时,建议同时参考国内外相关的法律法规、指导原则,包括但不限于每一章后参考文献中所涉及的法律法规、指导原则。

本书编写团队为复旦大学附属中山医院临床药理研究室。复旦大学附属中山医院临床药理研究室是在 20 世纪 80 年代中期建立,为国内最早进行 I 期临床试验的研究机构之一。临床药理研究室先后获得国家科技部"九五"~"十三五"的资助,从而推动了本研究室在硬件和软件方面的较大发展。按《药物临床试验质量管理规范》(Good Clinical Practice,GCP)和《药物非临床研究质量管理规范》(Good Laboratory Practice,GLP)的要求,本临床药理研究室建立了一系列的管理制度和标准操作规程(standard operating procedure,SOP),并于 2013 年 8 月通过中国合格评定国家认可委员会(China National Accreditation Service for Conformity Assessment,CNAS)的 ISO 17025 的实验室认可。

2020 年 7 月 20 日

上海市枫林路 180 号

目　录
Contents

总 论

　　早在 20 世纪 60 ~ 70 年代就有文献报道,不同企业生产的药物如氯霉素[1]、保泰松[2,3]、四环素[4,5]和土霉素[6]等在临床应用时血药浓度方面表现出巨大差异,这将患者暴露于潜在的致命危险之中。为此,美国食品药品监督管理局(Food and Drug Administration,FDA)在 1970 年启动了一项针对不同企业生产的地高辛片剂的血药浓度检测研究[7-9],发现不同企业生产的地高辛的峰浓度相差 7 倍之多,甚至同一企业生产的不同批次之间也存在显著差异。造成这种差异的原因可能是:制剂活性成分不足或过量、粒径大小、崩解时间、溶出度和辅料的差异等。

　　基于上述原因,不同制药企业的产品需要与原研药产品在质量、疗效和安全性方面进行评价且需要统一标准。具体来说,不同企业的产品应该是在治疗上等效并可与原研产品互换。即将两个药学等效的药物活性成分或药物替代的两个药物的活性成分以相同摩尔剂量给药时,如果两个成分在其药物作用部位上的吸收速率和吸收程度没有显著差异,则将这两种药物定义为具有生物等效性(bioequivalence,BE)。如果两种药物含有活性成分、剂型、给药途径、规格相同,且符合相同标准、药典标准或其他适用标准(即规格、质量、纯度和成分鉴别),则这两种药物定义为药学等效。但药学等效的制剂不一定意味着生物等效,因为辅料的不同或生产工艺的差异可能会导致药物溶出或吸收加快或减慢。当两种药学等效的药物被证明生物等效时,这两种药物被视为治疗等效。治疗等效的药物,当按照药品说明书中的给药途径给药时,应具有相同的安全性和有效性。即如果两种药物含有相同的活性治疗成分,但其活性治疗成分可以以不同的盐、酯或复合物的形式存在,或两种药物含有相同的活性治疗成分,但其剂型或规格不同,则此两种药物被认为可以互相替代。

对于仿制药的 BE 研究是确认仿制的受试药品和参比药品之间的临床等效性,对于新药的 BE 研究则是用于证实不同药物配方的临床等效或规格不同的药物是否临床等效。受试药品和参比药品之间在有限数量的受试者中的药代动力学研究的 BE(药学上的等效或替代药物),是证明治疗等效的一种方法,而无须进行涉及大量患者的大规模临床试验。在该药代动力学研究中,假设系统的血药浓度跟作用靶部位的浓度相似且具有相同的安全性和有效性,从而可以达到相同的治疗效果。因此,BE 研究为不同来源的相同药物的有效性和安全性提供了间接证据,而且是该产品安全和有效的唯一证据。因此,以适当的方式进行 BE 研究是至关重要的,同时若干指导文件也强调了进行现场核查其 GCP 标准依从性的重要性。

第一节　发　展　史

药物的 BE 评价发展史主要分为 3 个阶段。

一、第一阶段：20 世纪 70~80 年代

该阶段是 BE 建立的初期,但在药物研发过程和 BE 法规的制定中起到了至关重要的作用。因为当时使用的仿制药批准上市标准和监管规范不能确保生物等效,导致一些治疗失败(或毒副反应)未能被识别出来,需要进一步的工作将现有可行的研究分析手段和试验方法应用到特定的药物研究中,把需要进行 BE 研究的某些类别的药物鉴别出来,鉴别的标准应基于其临床重要性、血液中治疗与毒性浓度及其具体的药物特性。这需要进一步的研究工作来改进 BE 的评价和预测,包括开发能有效预测人体生物利用度(bioavailability,BA)的体外方法或动物模型。

二、第二阶段：20 世纪 90 年代

该阶段中 BE 的概念不断完善,出现了"个体生物等效性(individual bioequivalence,IBE)概念"、制定了生物药剂学分类系统(biopharmaceutics classification system,BCS)及该系统在 BE 研究指导原则中的应用、房室吸收和转运(compartmental absorption and transit,CAT)模型。IBE 用于比较同一受试

者对药物的变异性,以参比药品变异性来调整 BE 标准,以及发现制剂对受试者的可能作用。对临床医生和患者理论上为仿制药对个体受试者的等效提供更多信心。但目前平均生物等效性(average bioequivalence,ABE)评价方法仍是评价 BE 的重要方法,IBE 评价方法的应用仍面临如下挑战:① IBE 标准的依据和需求;② 进行重复试验设计带来的研发成本的增加;③ 统计学方法的适用性。

三、第三阶段:21 世纪伊始

该阶段建立了一系列特殊制剂的 BE 研究方法,如基于 BCS(表 1 - 1)[10,11] 的仿制药开发、高变异药物的定义及其 BE 标准的制定、长半衰期药物的部分药-时曲线下面积(partial area under the curve,pAUC)的 BE 评价、窄治疗指数(narrow therapeutic index,NTI)药物的 BE 评价方法的建立,以及局部用药的 BE 评价方法的建立。

表 1 - 1　生物药剂学分类系统(BCS)

BDDCS*	溶解性	渗透性	主要清除途径	转运蛋白影响
I	高	高	代谢	微乎其微
II	低	高	代谢	主要受外排转运蛋白影响
III	高	低	原药,肾/胆汁清除	主要受吸收转运蛋白影响
IV	低	低	原药,肾/胆汁清除	受吸收和外排转运蛋白影响

* BDDCS 为基于药物体内分布的生物药剂学分类系统(biopharmaceutics drug disposition classification system)缩写。

1. 高溶解性高渗透性速释口服固体制剂

对于高溶解性高渗透性(BCS I 类)速释口服固体制剂,体外快速溶出就足以保证其体内同样快速溶出,如果满足条件:① 胃肠道内必须稳定;② 制剂配方中使用的辅料对活性药物成分的吸收没有显著影响;③ 不属于 NTI 药物;④ 不能在口腔中吸收;⑤ 在体外规定的实验条件下能快速溶解的药物,可以申请豁免 BE 试验。

2. 高变异药物

受试者药代动力学参数的个体内差异(CV) ⩾ 30% 的药物称为高变异药物。如果高变异主要是由于药物吸收速度即 C_{max} 的高变异造成,可采用三交叉或四交叉的重复试验设计,证明该药物的受试者个体内差异(C_{max} > 30%)。

在其他因素不变的情况下,随着个体内变异的增加,BE 研究所需受试者数量也会相应增加。对于高变异药物,采用常规样本量和等效性判定标准,有时即使参比药品与自身相比较,也可能出现不能证明其生物等效的情况。高变异药物的 BE 评价一般采用增加受试者例数、重复交叉设计或多次给药的稳态评价或放宽 90% 置信区间(confidence interval, CI)范围的方法,以减小误判制剂生物不等效的概率。如果认为 C_{max} 差异较大,但对于临床疗效的影响不大,基于临床疗效的充分理由,则可以放宽生物等效的接受范围。在这种情况下,C_{max} 的接受范围可以最宽为 69.84 ~ 143.19%[12]。重复交叉设计可用于测定同一受试者两次接受同一制剂时的个体内差异;多次给药的稳态设计可以减小个体内差异,尤适用于非线性药代动力学特征的药物的 BE 评价;成组序贯试验,利用中期分析方法进行统计学处理,根据情况适当调整显著性水平,必要时追加受试者例数进行成组序贯试验。

对于安全性较好、治疗窗较宽的高变异药物,在充分科学论证的基础上和保证公众用药安全、有效的前提下,通过部分重复或完全重复交叉设计,根据参比药品个体内变异值,采用参比药品标度的平均生物等效性(reference-scaled average bioequivalence, RSABE)方法,将等效性判定标准在 80.00% ~ 125.00% 的基础上适当放宽,可减少不必要的人群暴露,达到科学评价不同制剂是否生物等效的目的。

3. 长半衰期药物

对于任何普通剂型的 BE 试验,无论药物的半衰期多长,采样周期都不必长于 72 h[12]。但对于有些缓(控)释制剂由于表现出多相药代动力学行为,传统的 AUC 和 C_{max} 度量可能不足以确保其 BE。在此情况下,尽管两种制剂的 AUC 和 C_{max} 显示相等,但在临床上的相对时间间隔内,它们到达其作用部位的速率或吸收程度可能并不相等,需要附加一个药代动力学参数如 pAUC 来评价部分吸收量。使用该方法的基础是药代动力学/药效动力学关系和建模等可以帮助理解 pAUC 测量的需要和合理的 pAUC 截取时间。如美国 FDA 在唑吡坦缓释片和盐酸哌甲酯缓释胶囊及缓释片的 BE 试验方法[13,14]。

4. NTI 药物

对于 NTI 药物的特殊情况,患者使用这类药物时,药物的剂量或血药浓度的微小变化就可能导致严重的治疗后果和(或)不良反应,如:① 治疗剂量与中毒剂量或相关血药浓度差异很小;② 低于治疗浓度可能引起严重的治疗失败,和(或)高于治疗浓度可能引起严重的不良反应;③ 需进行基于药代动力学或药效动力学的治疗药物检测;④ 具有低至中度的个体内变异(30%);⑤ 临床实践中以非常小的增量进行剂量调整(20%)。这类药物的 BE 标准中 AUC 的可接受区间应该被缩窄为 90.00% ~ 111.11%[15]。在 C_{max} 对安全性、药效或药物浓度监测特别重要的情况下,该参数也应适用 90.00% ~ 111.11%的接受限。应该根据临床考虑和具体情况决定一种活性物质是否为 NTI 药物。

5. 局部作用药物

局部作用药物,与通过全身血液循环起效的药物不同,未经血液循环,即可在作用部位起效,如皮肤外用药,对于此类药物,血药浓度不一定能反映药效活性。而且,如果药物同时存在全身吸收,进入血液循环的比例增加,可能意味着作用于起效部位的药物会减少,药效降低。对于许多这类药物,美国 FDA 建议采用临床疗效终点作为终点指标进行等效性评价[16]。如:① 抗溃疡药物硫糖铝是一个在胃肠道作用的典型例子。硫糖铝是蔗糖硫酸酯的碱性铝盐,与损伤的黏膜接触后,分解成硫酸化蔗糖和氢氧化铝,并与胃黏膜的黏蛋白结合,形成保护膜覆盖于溃疡面起屏障作用,可保护胃黏膜免受胃酸和胆汁的伤害,也直接与胃蛋白酶结合,发生沉淀而抑制其分泌蛋白的活性,阻止对胃黏膜的进一步损伤。其 BE 评价除具有以原研药 Carafate® 片为参比药品的体外崩解数据外,还应通过在十二指肠溃疡患者中进行 8 周的临床试验,以确定受试药品与参比药品的临床疗效等效,从而确定制剂的 BE。② 局部皮肤外用药,属于局部作用药物中的一种,整体药物暴露水平并不能真正反映药物的疗效。药物只有在皮肤局部达到一定的浓度并维持一定的时间才能发挥理想的药理活性。皮肤局部药物浓度的测定方面,目前有不少新技术和新方法在积极探索和应用之中,如体外扩散法、皮肤贴片法、微透析技术、近红外光谱技术等。临床试验是在其他体外、体内等方法都没有充分证据效力时的最后选择。③ 喷鼻剂分为溶液喷鼻剂和混悬喷鼻剂两类,对于前者,BE 用体外测试来确定,而对于混悬喷鼻剂,除了体外测试外,还要求进行药品的有效性和全身吸收等效研究。④ 口腔吸入剂分为气雾吸入剂和干粉吸入剂,其 BE 的基本原则和喷鼻剂是一样的,不同的是,两种吸入剂均需通过一系列体外和体内的测试结果来证明 BE。

第二节　评价标准

当前普遍采用主要药代动力学参数经对数转换后的多因素方差分析（analysis of variance，ANOVA）进行显著性检验，然后用双单侧 t 检验和计算 90%CI 的统计分析方法来评价和判断药物间的 BE。方差检验是显著性检验，设定的无效假设是两药无差异，检验方式为是与否，在 $P<0.05$ 时认为两者差异有统计意义，但不一定不等效；$P>0.05$ 时认为两药差异无统计意义，但 $P>0.05$ 并不能认为两者相等或相近。在 BA 试验中，采用多因素 ANOVA 进行统计分析，以判断药物制剂间、个体间、周期间和服药顺序间的差异。在 BE 试验中，方差分析可提示误差来源，为双单侧 t 检验计算提供了均方误差值（mean squared error，MSE）。

双单侧 t 检验及 $(1-2\alpha)$%CI 法是目前生物等效检验的唯一标准。双向单侧 t 检验是等效性检验，设定的无效假设是两药不等效，受试药品在参比药品一定范围之外，在 $P<0.05$ 时说明受试药品没有超过规定的参比药品的高限和低限，拒绝无效假设，可认为两药等效。$(1-2\alpha)$%CI 是双单侧 t 检验另一种表达方式。其基本原理是在高、低两个方向对受试药品的参数均值与高低界值之间的差异分别作单侧 t 检验，若受试药品均数在高方向没有大于/等于参比药品均数的 125.00%（$P<0.05$），且在低方向也没有小于/等于参比药品均数的 80.00%（$P<0.05$），即在两个方向的单侧 t 检验，都能以 90%CI 确认没有超出规定范围，则可认为受试药品与参比药品生物等效。

等效判断标准，经对数转换后的受试药品的 AUC_{0-t} 和 C_{max} 在参比药品的 80.00%~125.00% 范围内。根据双单侧 t 检验的统计量，同时求得 $(1-2\alpha)$%CI，如在规定范围内，即可有 $1-2\alpha$ 的概率判断两药生物等效。

本书的目的是为从事体内 BE 研究的人员提供参考。BE 研究除应遵照世界医学协会 *Declaration of Helsinki* 和 GCP 外，还应按照《中华人民共和国药典》（2020 年版，以下简称"《中国药典》"）[12]（第四部 9011 药物制剂 BA 和 BE 指导原则和 9012 生物样品定量分析方法验证指导原则）、NMPA 于 2016 年 3 月 18 日发布了《关于发布普通口服固体制剂参比制剂选择和确定等 3 个技术指导原则的通告》（包括《普通口服固体制剂参比制剂选择和确定指导原则》《普通口服固体制剂溶出曲线测定与比较指导原则》《以药动学参数为终点评价指标的化学药物仿制药人体 BE 研究技术指导原则》)和《关于发布化学药物仿制药口服固体制剂质量和疗效一致性评价申报资料要求(试行)的通告》[17]、世界卫生组织(World Health Organization,WHO)2009 年 3 月 13 日发布的 *Good Clinical Laboratory Practice*(GCLP)[18] 要求生物分析方法的验证和 BE 研究样本的分析必须遵循 GLP 等相关国内外法规和指导原则。对于开展 BE 研究和生物样本分析的单位或机构,根据自己的功能定位和业务范围的需要,除具备有关设施和设备外,还需要必备的文件、SOP 和原始记录文件等,如必备的文件包括:组织和管理、研究协议、研究的分期、生物样本分析的研究分期、药代动力学和统计分析、研究报告、质量管理体系等。

第三节　基本概念和标准操作规程目录

一、基本概念

以下给出的定义适用于本书中参考使用。在其他上下文中,它们可能有不同的意思。

药品(pharmaceutical product):用于预防、治疗、诊断人的疾病,有目的地调节人的生理机能并规定有适应证或者功能主治、用法用量的物质,包括中药、化学药和生物制品等。

不良事件(adverse event,AE):指受试者接受试验用药品后出现的所有不良医学事件,可以表现为症状体征、疾病或实验室检查异常,但不一定与试验用药品有因果关系。

严重不良事件(serious adverse event,SAE):指受试者接受试验用药品后出现死亡、危及生命、永久或严重的残疾或功能丧失、受试者需要住院治疗或延长住院时间,以及先天性异常或出生缺陷等不良医学事件。

药品不良反应(adverse drug reaction,ADR):指临床试验中发生的任何与试验用药品可能有关的对人体有害或非期望的反应。试验用药物与不良事件之间的因果关系至少有一个合理的可能性,即不能排除相关性。

可疑非预期严重不良反应(suspected unexpected serious adverse reaction,

SUSAR）：指临床表现的性质和严重程度超出了《试验药物研究者手册》、已上市药品的说明书或产品特性摘要等已有的资料信息的可疑并且非预期的严重不良反应。

稽查（audit）：指对临床试验相关活动和文件进行系统、独立的检查，以评估确定临床试验相关活动的实施、试验数据的记录、分析和报告是否符合试验方案、SOP、本规范和相关法律法规的要求。

生物等效性（bioequivalence，BE）：指比较受试药品（T）与参比药品（R）的吸收速度和吸收程度差异是否在可接受范围内的研究，可用于化学药物仿制药的上市申请，也可用于已上市药物的变更（如新增规格、新增剂型、新的给药途径）申请。用于区别药物制剂的可处方性（prescribability）和可互换性（switchability）。可处方性指医生首次给患者处方时，对药物一般的性能特征较为清楚，其有效性和安全性已经过相关临床研究（包括 BE 研究）验证。可互换性是指在治疗过程中，医生要让某一患者从一种药物制剂转用另一种含相同活性成分制剂的治疗，此时医生可以肯定新用制剂的安全性和有效性与被替换制剂有可比性，即认为两互换制剂生物等效。可处方性和可互换性体现了不同的临床需求，但目标都是保障患者用药安全有效。BE 是评价含有同一药物在相同化学含量情况下的不同制剂质量一致性的主要依据。因为只有符合药学等效性和 BE 法规标准，才被认为治疗等效，方有可处方性和可互换性。

药学等效性（pharmaceutical equivalence）：指相同剂型的药物含有等量的活性成分并符合同样的质量标准，如《中国药典》或其他适用的标准（如作用强度、质量、纯度或属性）。

治疗等效性（therapeutic equivalence）：如果两制剂含有相同活性成分，且临床上显示具有相同的安全性和有效性，可认为两药具有治疗等效性。如果两制剂中所用辅料本身并不会导致有效性和安全性问题，BE 研究是证实两制剂治疗等效性最合适的办法。如果药物吸收速度与临床疗效无关，吸收程度相同但吸收速度不同的药物也可能达到治疗等效。而含有相同的活性成分只是活性成分化学形式不同（如某一化合物的盐、酯等）或剂型不同（如片剂和胶囊剂）的药物也可能治疗等效；治疗等效要求在受试药品和参比药品之间具有可替代性。治疗等效性的概念只适用于含有相同活性成分的药物制剂，并不包括有相同适应证的不同治疗药物之间的比较。

平均生物等效性(average bioequivalence,ABE)：药物 BE 的统计推断是以受试药品和参比药品 BA 参数平均值为考察指标的,从它们的样本均数推断总体均数是否等效。由于 ABE 只考虑参数平均值,未考虑变异及分布,不能保证个体间 BA 相近。

群体生物等效性(population bioequivalence,PBE)：为了获得某仿制药应用于人群的效果,不但要对被比较制剂均值的差别进行检验,还要比较受试药品的群体变异。

个体生物等效性(individual bioequivalence,IBE)：除了比较均值的差别,还要比较个体内变异、个体和制剂间的交互作用,从而判断患者换用其他药物后是否合适。

病例报告表(case report form,CRF)：指按照试验方案要求设计,向申办者报告的记录受试者相关信息的纸质或电子文件。

参比药品[comparator product(or reference product)]：指临床试验中用于与试验药品参比对照的其他研究药品、已上市药品,在临床实践中是可互换的。参比药品通常是已确定功效、安全和质量的原研产品。如果原研的产品不再在临床使用或销售,需要选择其他可互换的合适产品作为参比。

合同(contract)：一份注明日期并由研究者、研究机构和发起人签署的文件,其中包括了关于财务事项和责任分配的说明。当签署的方案包含上述信息时也可以作为合同使用。合同也可以与其他方如研究机构作为供应商提供服务时签订。

合同研究组织(contract research organization,CRO)：指通过签订合同授权,执行申办者或研究者在临床试验中的某些职责和任务的单位。

伦理委员会(Institutional Review Board/IRB,Independent Ethics Committee/IEC)：指由医学、药学及其他背景人员组成的委员会,其职责是通过独立地审查、同意、跟踪审查试验方案及相关文件、获得和记录受试者知情同意所用的方法和材料等,确保受试者的权益、安全受到保护。

最终报告(final report)：对试验完成后的全面描述,包括对试验方法(包括统计方法)和材料的描述、对结果的陈述和评价及统计分析。

《药物临床试验质量管理规范》(Good Clinical Practice,GCP)：指临床试验包括方案的设计、组织实施、监查、稽查、记录、分析和报告,以保证临床试验过程规范,数据和结果的科学、真实、可靠,保护受试者的权益、安全。

《药物非临床试验质量管理规范》（Good Laboratory Practice，GLP）：旨在提高测试数据的质量和有效性，建立与实施过程相关的质量体系和实验室研究的计划、实施、监测、记录、存档和报告。

《药物临床/非临床试验质量管理规范》（Good Clinical Laboratory Practice，GCLP）：应用 GLP 的原则来管理和监督来自临床试验的样本检测中生成的数据，确保分析实验室产生的数据的可靠性和完整性。同时确保了 GCP 原则的目标得以实现。

知情同意（informed consent）：指受试者被告知可影响其做出参加临床试验决定的各方面情况后，确认同意自愿参加临床试验的过程。该过程应当以书面的、签署姓名和日期的知情同意书作为文件证明。

检查/核查（inspection）：指药品监督管理部门对临床试验的有关文件、设施、记录和其他方面进行审核检查的行为，检查可以在试验现场、申办者或合同研究组织所在地，以及药品监督管理部门认为必要的其他场所进行。

试验用药品［investigational product（or study product）］：指用于临床试验的试验药品、对照药品。

研究者（investigator）：指实施临床试验并对临床试验质量及受试者权益和安全负责的试验现场的负责人，又称主要研究者（principal investigator）。

监查（monitoring）：指监督临床试验的进展，并保证临床试验按照试验方案、SOP 和相关法律法规要求实施、记录和报告的行为。

方案（protocol）：指说明临床试验目的、设计、方法学、统计学考虑和组织实施的文件。试验方案通常还应当包括临床试验的背景和理论基础，该内容也可以在其他参考文件中给出。试验方案包括方案及其修订版。应注明日期，由研究者、相关机构和申办方签署，它也可以作为一个合同。

质量保证（quality assurance，QA）：指在临床试验中建立的有计划的系统性措施，以保证临床试验的实施和数据的生成、记录和报告均遵守试验方案和相关法律法规。

申办者（sponsor）：指负责临床试验的发起、管理和提供临床试验经费的个人、组织或机构。

受试者（subject）：指参加一项临床试验，并作为试验用药品的接受者，包括患者、健康受试者。

标准操作规程（standard operating procedures，SOP）：指为保证某项特定操

作的一致性而制订的详细的书面要求。

分析方案(analytical plan)：用于执行生物样品分析工作的方案。

分析项目经理(analytical project manager)：负责整个分析方案执行的个人。

标准曲线[calibration curve (or calibration standards)]：通过加入已知浓度的分析物(和内标)到空白基质中,制备各浓度的校正标样,其基质应该与目标试验样品基质相同。

内标(internal standard)：待测化合物(例如,一种结构相似或稳定同位素标记的化合物),添加到校准标准、质控样品及已知和恒定浓度的研究样品中,以纠正样品制备和分析过程中的实验变异性。

定量下限(lower limit of quantification,LLOQ)：是能够被可靠定量的样品中分析物的最低浓度,具有可接受的准确度和精密度。

定量上限(upper limit of quantification,ULOQ)：是能够被可靠定量的样品中分析物的最高浓度,具有可接受的准确度和精密度。

质量控制样品(quality control sample)：用于检测生物分析方法的性能,并评估每批未知样品分析结果的完整性和有效性的添加标准样品。

原始数据(raw data)：指临床试验中产生的原始记录、文件和数据,包括医院病历、医学图像、实验室记录、相关备忘录、受试者日记或者评估表单、发药记录、仪器自动记录的数据、缩微胶片、照相底片、磁介质、X光片、受试者文件及药房、实验室和医技部门保存的临床试验相关的文件和记录(包括核证副本等)。源文件包括了源数据,可以以纸质或者电子等形式的载体存在。

准确度(accuracy)：描述该方法测得值与分析物标示浓度的接近程度,表示为(测得值/真实值)×100%。

精密度(precision)：描述分析物重复测定的接近程度,定义为测量值的相对标准差(变异系数)。

验证(validation)：根据GCP和GLP的指导原则进行证明和记录的任何程序、过程、设备(包括所使用的软件或硬件)、材料、活动或系统跟预期结果一致的行动。

数据验证(verification of data)：为确保最后报告中的数据与原始数据一致而实施的程序。这些程序可适用于原始数据、病例报告表(硬拷贝或电子表格)、计算机打印件、统计分析和表格。

二、标准操作规程目录

开展 BE 试验基本的 SOP 目录举例如下：

（1）制订 SOP。

（2）与 BE 研究有关的文件的归档和检索。

（3）BE 试验的质量控制。

（4）BE 试验的质量保证。

（5）接受监查/稽查的 SOP。

（6）接受视察/核查。

（7）BE 试验方案的设计。

（8）知情同意书的设计。

（9）方案偏离/违背的记录和报告。

（10）原始病历的设计。

（11）病例报告表（case report form，CRF）的设计。

（12）知情同意书的签署。

（13）研究报告的撰写。

（14）设盲、揭盲与破盲的程序。

（15）在 BE 研究的不同阶段受试者号码分配。

（16）CRF 的填写和修改。

（17）试验数据的收集。

（18）不良事件（adverse event，AE）/严重不良事件（serious adverse event，SAE）的记录和报告。

（19）BE 试验的启动会及开始。

（20）研究人员的培训。

（21）研究人员的职责和授权。

（22）试验用药品的运输与接收。

（23）试验用药品的发放与回收。

（24）试验用药品的储存条件及温湿度记录。

（25）不合格药品或超温药物的处理。

（26）试验用药品的留样。

（27）试验用药品的处置。

（28）急救药品的管理。

（29）受试者的招募和选择。

（30）受试者的筛选和入组。

（31）受试者的管理。

（32）尿药的筛查。

（33）受试者的给药。

（34）受试者的补偿及方式。

（35）受试者的入院与出院。

（36）受试者住院的管理。

（37）受试者饮食的设计。

（38）监护系统的维护。

（39）生命体征的记录。

（40）应急预案。

（41）抢救时的氧气系统使用。

（42）试验材料采购与验收、储存及使用。

（43）仪器设备的使用、维护及标识。

（44）生物样本的编码。

（45）尿样的采集。

（46）血样的采集。

（47）生物样本离心、分装及保存。

（48）生物样本的转运与交接。

（49）生物样本储存的温湿度监控。

（50）试验废弃物品的处理。

（51）生物样本的处置。

（52）生物样本分析实验室的 SOP。

（53）分析方法的验证：标准曲线与 *LLOQ*、选择性、准确度与精密度、基质效应、稳定性考察、残留效应、稀释可靠性考察。

（54）分析批接受的标准。

（55）图谱积分和接受的标准。

（56）生物样本的重分析。

（57）药代动力学参数的计算。

(58) BE 的统计学计算。

--| 参考文献 |--

[1] Glazko A J, Kinkel A W, Alegnani W C, et al. An evaluation of the absorption characteristics of different chloramphenicol preparations in normal human subjects. Clinical Pharmacology & Therapeutics, 1968, 9: 472 - 483.

[2] Van Petten G R, Feng H, Withey R J, et al. The physiologic availability of solid dosage forms of phenylbutazone. Part Ⅰ. *in vivo* physiologic availability and pharmacologic considerations. The Journal of Clinical Pharmacology and New Drugs, 1971, 11 (3): 177 - 186.

[3] Chiou W L. Determination of physiologic availability of commercial phenylbutazone preparations. The Journal of Clinical Pharmacology and New Drugs, 1972, 12 (7): 296 - 300.

[4] Barr W H, Gerbracht L M, Letcher K, et al. Assessment of the biologic availability of tetracycline products in man. Clinical Pharmacology & Therapeutics, 1972, 13 (1): 97 - 108.

[5] Barnett D B, Smith R N, Greenwood N D, et al. Bioavailability of commercial tetracycline products. British Journal of Clinical Pharmacology, 1974, 1(4): 319 - 323.

[6] Barber H E, Calvey T N, Muir K, et al. Biological availability and in vitro dissolution of oxytetracycline dihydrate tablets. British Journal of Clinical Pharmacology, 1974, 1(5): 405 - 408.

[7] Vitti T G, Banes D, Byers T E. Bioavailability of digoxin. The New England Journal of Medicine, 1971, 285: 1433 - 1434.

[8] Wagner J G, Christensen M, Sakmar E, et al. Equivalence lack in digoxin plasma levels. JAMA, 1973, 224(2): 199 - 204.

[9] Skelly J P. Bioavailability and bioequivalence. The Journal of Clinical Pharmacology, 1976, 16: 539 - 545.

[10] Wu C Y, Benet L Z. Predicting drug disposition via application of BCS: transport / absorption/elimination interplay and development of a biopharmaceutics drug disposition classification system. Pharmaceutical Research, 2005, 22(1): 11 - 23.

[11] Food and Drug Administration. Therapeutic considerations of highly variable drugs.

[12] 国家药典委员会.中华人民共和国药典.四部.北京: 中国医药科技出版社,2020: 462.

[13] Food and Drug Administration. Guidance on zolpidem tablet. https://www. accessdata. fda.gov/drugsatfda_docs/psg/Zolpidem_ERtab_21774_RC8 - 09.pdf [2020 - 03 - 22].

[14] Food and Drug Administration. Draft guidance on methylphenidate hydrochloride tablet. https://www.accessdata.fda.gov/drugsatfda_docs/psg/Methylphenidate%20Hydrochloride_

draft_Oral%20tab%20ER_RLD%2021121_RC07－18.pdf［2020－03－22］.

［15］国家药品监督管理局.以药动学参数为终点评价指标的化学药物仿制药人体生物等效性研究技术指导原则(2016 年第 61 号).2016.

［16］Narkar Y. Bioequivalence for Topical Products-An Update. Pharmaceutical Research，2010，27(12)：2590－2601.

［17］国家食品药品监督管理局.化学药物仿制药口服固体制剂质量和疗效一致性评价申报资料要求(试行)(2016 年第 120 号).2016.

［18］World Health Organization. Good Clinical Laboratory Practice Guidlines. Geneva：WHO，2009：1－22.

生物利用度

生物利用度(bioavailability,BA):是指活性物质从药物制剂中释放并被吸收后,在作用部位可利用的速度和程度,通常用血浆浓度-时间曲线来评估。[1]。同一种药物、不同的制剂,BA 可能不同。同一制剂、不同厂家产品的 BA 也可能不同,甚至同一厂家、不同生产批次的制剂也可能存在 BA 的差异,从而影响药物疗效和安全性,如苯妥英钠、尼莫地平和地高辛等。临床用药所能允许的 BA 差异,要看药物的效力和用途,如短时间起作用的催眠药,其吸收速率特别重要,稍有差异就会影响起效的时间;反之,对需要长期服用的药物则吸收的程度显得更为重要,它将影响药物的稳态浓度。有文献报道[2],符合药典规定的两种地高辛制剂 C_{max} 相差 65%,AUC 相差 55%。可见充分了解药物制剂的 BA,有助于:① 指导药物制剂的研制和生产;② 指导临床合理用药;③ 寻找药物无效或中毒的原因;④ 提供评价药物处方设计合理性的依据。因此,制剂的 BA 是评价药物制剂的质量标准项目之一。

BA 是反映药物的活性部分或有效部分被吸收并到达作用部位的速度(T_{max})和程度(C_{max}、AUC)的指标。通过不同时间点采集生物样本(血或尿液),测定其中活性成分或其活性代谢物的浓度,获得药物在人体内暴露量的数据。因此,BA 数据既反映活性成分从制剂中释放的过程,又反映释放后进入血循环系统前的代谢作用,以及分布与排泄过程,是一系列作用的结果。以往发生的由于制剂 BA 不同而导致的药物不良反应,使人们认识到确有必要对制剂中活性成分 BA 的一致性或可重现性进行验证或评价,尤其是含有相同活性成分的仿制产品替代其原研药的研发和临床使用。鉴于药物浓度与治疗效果相关,假设同一受试者、相同的 AUC 意味着在作用部位能达到相同的药物浓度,并产生相同的疗效,那么就可以用药代动力学参数作为替代的终点指标建立等效性,即生物等效。

在新药研发阶段,为了确定新药处方和工艺的合理性,通常需要比较改变上述因素后制剂是否能达到预期的 BA;开发了新剂型,要对拟上市剂型进行 BA 研究以确定剂型的合理性,通过与原剂型比较的 BA 研究来确定新剂型的给药剂量。BA 是评价药物制剂内在质量的一个可靠参数,因为反映了生物等效,也称生物有效度,衡量了在机体内的有效性,而含量标准反映了化学的等效。因而各国药典纷纷规定了一些药物必须做 BA 试验,如:① 用于防治严重疾病的药物;② 治疗剂量与中毒剂量很接近即 NTI 药物;③ 难溶性药物。

第一节 评 价 方 法

目前推荐的 BA 研究方法包括体内或体外方法,有时可能会要求两者兼而有之(如美国 FDA[3]),以测量药物产品的 BA。根据研究的目的、可用的分析方法和药物产品的性质选择体内或体外的研究方法,申请人应使用最准确、敏感性和重现性好的方法进行 BA 研究。按方法的优先考虑,从高到低的抑制依次为:① 测定人体内或生物体液(如尿药浓度法)内活性成分或有效成分。在适当情况下,药物的活性成分或有效成分在全血、血浆、血清或其他适当的生物液体中的浓度随时间的变化而变化,即药代动力学研究方法,该方法适用于能够将药物活性成分输送到血液中进行体内系统分布的剂型。② 体外研究方法,一种与可预测的人体内 BA 数据相关的体外试验,以及相关行政管理部门认为适当的任何其他的方法。

一、体内方法

1. 血药浓度的评价方法

普遍采用的 BA 评价方法是人体 BA 的比较研究。特别是口服制剂活性成分吸收进入血液循环的速度和程度,即血浆、全血、血清浓度可反映作用部位浓度,或与药理、毒理学效应相关。通过测定可获得的不同时间点生物样本,如全血、血浆、血清或尿液中药物或活性代谢物的含量,即为血药浓度-时间曲线图,经过适当数据处理,计算得出与吸收速度和程度有关的药代动力学参数,如 AUC、C_{max}、T_{max} 等,用以反映药物从制剂中释放吸收到体循环的动态过程。

在 BA 测定中,AUC 的计算方法有多种,其中"非房室模型法"应用较多。现多采用药代动力学参数计算软件 WinNonlin 来完成。AUC_{0-t} 用线性梯形对数插入法计算,$AUC_{0-\infty} = AUC_{0-t} + C_{t_n}/\lambda_z$,$t_n$ 是最后一次可实测浓度的取样时间;C_{t_n} 是末次可测定样本药物浓度;λ_z 是对数血药浓度-时间曲线末端直线部分求得的末端消除速率常数,可用对数血药浓度-时间曲线末端直线部分的斜率求得;$t_{1/2}$ 用公式 $t_{1/2} = 0.693/\lambda_z$ 计算。虽然 AUC 和 C_{max} 呈近对数分布的非正态分布,其变异随平均值的增大而增大,但经对数转换后可成为正态分布或近似正态分布。而 BE 评价主要是比较受试药品和参比药品间各药代动力学参数平均值的比值,该数据经对数转换后成为平均值的差值[4]。公式 2-1:

$$AUC = \frac{FD}{\kappa V} \qquad\qquad (2-1)$$

式中,F:生物利用度;D:给药剂量;κ:总消除速率常数;V:表观分布容积。

从 2-1 式中可以看出,对 AUC 产生影响的受试者个体生物因素是 κ 和 V,该影响不具有可加性条件,经对数转换后,上式成为如下的线性公式 2-2:

$$\ln AUC = \ln F + \ln D - \ln \kappa - \ln V \qquad\qquad (2-2)$$

另有公式 2-3:

$$C_{max} = \frac{FD}{V} e^{-\kappa T_{max}} \qquad\qquad (2-3)$$

经对数转换后,上式成为如下的线性公式 2-4:

$$\ln C_{max} = \ln F + \ln D - \ln V - \kappa T_{max} \qquad\qquad (2-4)$$

2. 尿药浓度的评价方法

大部分药物以血药浓度法为依据来获得 BA 数据的,该法是求算药代动力学参数的理想方法,但在某些情况下,血药浓度测定比较困难。如:① 药物本身缺乏精密度较高的含量测定方法;② 某些剧毒或高效药物,用量太小或体内表观分布容积太大,造成血药浓度过低,难以准确检出;③ 血液中干扰性物质使血药浓度无法测定;④ 缺乏严密的医护条件,不便对用药对象进行多次采血。此时,可以考虑采用尿药排泄数据处理的动力学分析方法。尿药浓度法进行 BA 研究中,要求尿样要收集完全,一般应收集尿液的终点时间达到该药的 7 个消除半衰期以上。当吸收入血液的药量,按原形药成比例地由尿排出,或吸收入血液的药物主要由尿排出时,均可采用尿药浓度法进行 BA 评价。当体内药物或其代谢物的全部或大部分($>70\%$)经尿排泄,且排泄量与药物吸收量比值恒定,药物经肾排泄过程符合一级速度过程,即尿中原形药物出现的速度(R)与体内当时的药量成正比时,则药物吸收程度(Ae)可以用尿中排出量进行计算,采用尿排泄数据求算动力学参数,从而进行药物制剂 BA 计算。如口服钙剂和氯化钾片剂,其 BA 研究均采用尿药浓度法,如果采用血药浓度法测定,就会产生与实际不相符的结果。但对于不是主要通过尿排泄消除的药物并不能使用尿药浓度法。

在实际工作中,由于膀胱完全排空的不确定性及需要频繁地收集尿液等困难,导致了尿药排泄率测定的不确定性。如果能保证尿药的完全检出率,也可以通过分析累积尿药排泄量来估计消除半衰期($t_{1/2}$)和消除速率常数(k_e)。图 2-1 显示了累积尿药量与时间 t 的直接关系。

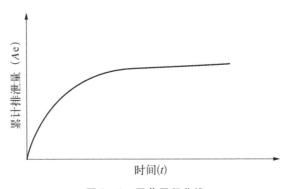

图 2-1　尿药累积曲线

至任何一时间点(t)的累积排泄量 Ae_{0-t},可以通过将所有该区段的原形药物排泄量相加而获得。起初,药物排泄较多,但随体内药量的减少,排泄率也下降。到一定的时间大部分药物已被排泄,之后仍有微量药物继续排出。因为,从理论上说,体内药量仅仅是趋向接近于零,但并未降至零。此时可视为总的原形药物累积排泄量(Ae)。此量的一半排出体外的时间即为此药的消除半衰期。

利用尿药浓度计算的主要参数包括：Ae 和 R。Ae 为排泄于尿中原形药物累积量,其计算公式为式 2-5;R 为原形药物经肾排泄的速度,其计算公式为式 2-6。

$$Ae_{0-t} = \frac{k_e D}{k}(1 - e^{-kt}) \qquad (2-5)$$

$$R = \frac{dAe_{0-t}}{dt} \qquad (2-6)$$

式中,D 为给药剂量;k_e 为尿排泄速度常数;k 为体内药物总的消除速度常数。

如氯化钾可用于治疗各种原因引起的低钾血症,如进食不足、呕吐、严重腹泻、应用排钾利尿药等。K^+ 是人体细胞内主要的阳离子,在肾功能正常时人体的血钾浓度保持稳定,口服氯化钾制剂不会引起血钾水平升高。氯化钾口服后迅速被胃肠道吸收,90% 钾从肾脏经尿液排出,10% 钾随粪便排出。因此,氯化钾片剂的 BA 研究基于测定尿液中 K^+ 的排出量。氯化钾的 BA 计算举例如下:文献[5]中的试验目的是单剂量给予参比药品(K-Dur 20 KCl 缓释片剂)与受试药品(Klor-Con 20M)比较 BE。

二、体外方法

体外研究预测人体内 BA:体内外相关性(*in vitro-in vivo* cocorrelation,IVIVC)是描述制剂的体外特征(如溶出度/释放度试验)与体内反应(如血浆药物浓度或吸收的药物总量)之间关系的一种方法。这一模型关系有利于缓释制剂的合理开发和评估。一旦验证了 IVIVC,体外研究可以代替人体 BA 试验,并作为处方筛选和设定药物溶出/药物释放标准的工具。研究的所有缓释制剂(包括原始制剂)都鼓励进行体外溶出/药物释放特征的鉴定,特别是要确定不同产品制剂的体内吸收特征的情况时,这种工作有助于建立 IVIVC。当存在 IVIVC 或关联时,体外试验不仅可以作为生产过程中质量控制的指标,而且可以作为产品在体内表现情况的指标。例如,对于高溶解度和高渗透性的口服药物及快速溶出的口服药物,根据 BCS 采用体外方法(溶出/释放度研究)来确证。

法规认为适用的其他方法。

第二节　试　验　设　计

不同国家的药品监督管理部门对 BA 研究的试验设计稍有不同,基于药物安全性和有效性的良好对照的临床试验用于 BA 的研究,是 BA 评价方法中最准确、最敏感和最易重复的方法。美国 FDA、NMPR 等要求普通制剂一般进行空腹和进食的 2 项两制剂、两周期、两序列、单剂量、交叉试验设计(表 2-1)。一个受试药品和一个参比药品的 BA 比较试验,宜采用随机、两制剂、三周期的三序列重复交叉或两制剂、三周期、两序列重复交叉试验设计(表 2-2,2-3)。而 $t_{1/2}$ 特别长(大于 24 h)的药物制剂,一般采用单剂量、平行设计,即每个制剂分别在具有相似人口学特征的两组受试者中进行。高变异的药物制剂(个体内差异≥30%)推荐采用重复序列设计,指将同一制剂重复给予同一受试者,可设计为部分重复(单制剂重复,即三交叉,表 2-4)或完全重复(两制剂重复,即四交叉,表 2-5~表 2-7),后者优势在于纳入较少的受试者进行试验,即可获得相似的统计效力。

表 2-1　两制剂、两周期、两序列交叉设计序列

序　列	周　期	
	1	2
1	受试药品	参比药品
2	参比药品	受试药品

表 2-2　两制剂、三周期、三序列重复交叉设计(TRR/RTR/RRT)

序　列	周　期		
	1	2	3
1	受试药品	参比药品	参比药品
2	参比药品	受试药品	参比药品
3	参比药品	参比药品	受试药品

表 2-3　两制剂、三周期、两序列重复交叉设计(TRT/RTR)

序　列	周　期		
	1	2	3
1	受试药品	参比药品	受试药品
2	参比药品	受试药品	参比药品

表 2-4 两制剂、三周期、两序列重复交叉设计(TRR/RTT)

序 列	周 期		
	1	2	3
1	受试药品	参比药品	参比药品
2	参比药品	受试药品	受试药品

表 2-5 两制剂、两周期、四序列重复交叉设计(TR/RT/TT/RR,Balaam 设计)

序 列	周 期	
	1	2
1	受试药品	参比药品
2	参比药品	受试药品
3	受试药品	受试药品
4	参比药品	参比药品

表 2-6 两制剂、四周期、两序列重复交叉设计(TRTR/RTRT)

序 列	周 期			
	1	2	3	4
1	受试药品	参比药品	受试药品	参比药品
2	参比药品	受试药品	参比药品	受试药品

表 2-7 两制剂、四周期、四序列重复交叉设计(TRRT/RTTR/TTRR/RRTT)

序 列	周 期			
	1	2	3	4
1	受试药品	参比药品	参比药品	受试药品
2	参比药品	受试药品	受试药品	参比药品
3	受试药品	受试药品	参比药品	参比药品
4	参比药品	参比药品	受试药品	受试药品

而 EMEA 和 NMPA 仅要求进行空腹给药的 BE 试验。交叉设计试验的周期间清洗期不少于 10 个消除半衰期($t_{1/2}$)。一般采用临床用药剂量,受试者禁食 10 h 以上,用 200 mL 温水送服药物,1 h 后可以饮水,4 h 后方可统一进食标准餐。

一、试验流程

正式试验开始之前,可在少数受试者中进行预试验,用以验证分析方法、评估变异程度、优化生物样本采集时间点,以及获得其他相关信息。预试验的数据不能纳入最终统计分析。筛选合格的受试者入选试验,根据随机表进行分组,根据试验安排分别给予受试药品或参比药品,服药前 1 h 至服药后 1 h 内禁止饮水,其他时间可自由饮水。服药后 4 h 内禁食。每个试验周期受试者应在相同的预定时间点用标准餐。通常最高规格的药品可以一个单位(单片或单粒)服用,如生物样品分析方法灵敏度不足,则可在安全性允许的条件下,在说明书单次服药剂量范围内同时服用多片/粒最高规格制剂。试验给药之间应有足够长的清洗期(一般为待测物 7 倍消除半衰期以上)。应说明受试药品和参比药品的批号、参比药品的有效期等信息。建议受试药品与参比药品药物含量的差值小于 5%。试验机构应对试验药品及参比药品按相关要求留样。

二、剂量选择

对于常释片剂和胶囊,建议采用申报的最高规格进行单次给药的空腹及餐后 BA 研究。若最高规格有安全性方面风险,在同时满足如下条件的情况下,可采用非最高规格的药品进行研究:① 在治疗剂量范围内具有线性药代动力学特征;② 受试药品和参比药品的最高规格与其较低规格的制剂处方比例相似;③ 受试药品和参比药品最高规格的溶出试验比较结果显示两药品溶出曲线具有相似性。

有时需要开展多剂量设计的体内 BA 研究,如在下列情况下:① 药物吸收程度无差异但吸收速度有差异;② 受试药品的 BA 具有较大的个体间变异性;③ 受试药品单次服用后血浆中活性药物成分或有效基团,或其代谢产物的浓度太低,难以用现有分析方法准确测定;④ 缓释制剂,进行多剂量研究设计时,需要合理的给药剂量和生物样本采集点安排来确证药物浓度达到了稳态[6]。

三、研究对象

人体试验结果是最权威的数据资料,受试者例数应当符合统计学要求。受试者的选择一般应符合以下要求:① 年龄在 18 周岁及以上;② 应涵盖一般人群的特征,包括年龄、性别等;③ 如果研究药物拟用于两种性别的人群,一般情况下,研究入选的受试者应有适当的性别比例;④ 如果研究药物主要拟用于老年人群,应尽可能多地入选 60 岁以上的受试者;⑤ 入选受试者的例数应使 BA 评价具有足够的统计学效力。筛选受试者时的排除标准应主要基于安全性方面的考虑。当入选健康受试者参与试验可能面临安全性方面的风险时，则建议入选试验药物拟适用的患者人群，并且在试验期间应保证患者病情稳定。

特殊作用的药品，则应根据具体情况选择适当受试者。选择健康女性受试者应避免怀孕的可能性。根据药物类别和安全性情况，还应在试验前、试验期间、试验后进行特殊项目检查，如降糖药应检查血糖水平。为避免其他药物干扰，试验前两周内及试验期间禁服任何其他药物。试验期间禁烟、酒及含咖啡因的饮料，或某些可能影响代谢的果汁等，以免干扰药物体内代谢。受试者应无烟、酒嗜好。如有吸烟史，在讨论结果时应考虑可能的影响。如已知药物存在遗传多态性导致代谢差异，应考虑受试者由于慢代谢可能出现的安全性等问题。

四、生物样品采集

通常建议采集血液样品，多数情况下检测血浆或血清中的药物或其代谢产物浓度，根据待测药物的特性有时需要分析全血样品，其次是尿液。后者取样容易，但不可能获得吸收瞬时速度，且尿中常含大量代谢产物，所以药物主要以原形从尿排出者才适用，否则若线性代谢可测代谢物。另外还可采集唾液进行检测。

根据文献或预试验结果恰当地设定样品采集时间，使其包含吸收、分布、消除相。一般建议每位受试者每个试验周期采集 12~18 个样品，其中包括给药前的样品。采样时间不短于 3 个末端消除半衰期。根据药物和制剂特性确定样本采集的具体时间，要求应能准确估计 C_{max} 和 λz。末端消除相应至少采集 3~4 个样本以确保准确估算末端消除相斜率。除可用 AUC_{0-72} 来代替 AUC_{0-t} 或 $AUC_{0-\infty}$ 的长半衰期药物外，AUC_{0-t} 至少应覆盖 $AUC_{0-\infty}$ 的 80%。实际给药和采样时间与计划时间可能有偏差，建议采用实际采样时间进行药代动力学参数的计算。

第三节　数据处理及分析

一、数据计算方法

药代动力学参数计算：用于 BA 评价的药代动力学参数是根据测定的血药浓度和实际采样时间，利用软件（如 WinNonlin、DAS）计算获得，主要包括采用梯形法或对数梯形法计算得到的 AUC、实测得到的 $C_{\max}$ 和 $T_{\max}$、不同时间段尿液被测物浓度乘以尿液体积并相加得到的药物尿液 Ae 及由 Ae 和相应时间 t 计算尿液最大排泄速率（$R_{\max}$）。

因此通过 $C_{\max}$、$T_{\max}$ 及 AUC 或尿中 Ae 的指标评定药物或制剂的 BA 是较全面的。

$T_{\max}$、$C_{\max}$ 反映吸收速度，用实测值表示。但由于单个时间点，受试验设计的影响大，目前建议使用下列指标反映吸收速度：

$$\frac{C_{\max}}{AUC} = k_a \ (k_a/k)^F \qquad (2-7)$$

由式 2-7 可以看出，$C_{\max}/AUC$ 与个体差异无关，与吸收程度无关，其值变化只反映了 k_a/k 的改变，与吸收速率相关。

BA 可分为绝对 BA 和相对 BA 两大类。静脉注射被认为 100% 吸收，口服给药不可能 100% 进入血循环，这是因为：① 药物不能 100% 释放；② 胃肠道吸收不完全；③ 胃肠道代谢；④ 肝脏首过效应。

一般认为静脉注射可 100% 进入体循环，如果药物在肺有代谢消除则不能用静脉注射作为 100% 进入体循环，则应用动脉注射作为 100% 进入体循环。这是因为肺与体循环是串联关系，其他器官是并连（生理药代动力学模型）。

绝对 BA[4,6]：指血管外途径给药吸收进入体循环的药量占总给药剂量（静脉注射）的分数，计算公式 2-8：

$$f = \frac{AUC_{血管外}D_{静注}}{AUC_{静注}D_{血管外}} \times 100\% \ \text{或} \ f = \frac{Ae_{血管外}D_{静注}}{Ae_{静注}D_{血管外}} \times 100\% \qquad (2-8)$$

式中，D 为剂量，静注和血管外分别表示静脉注射和血管外途径给药。

相对 BA[4,6]：是受试药品（T）与参比药品（R）的吸收分数的比较，即 AUC 的比，计算公式 2-9：

$$F = \frac{AUC_T D_R}{AUC_R D_T} \times 100\% \ \text{或} \ F = \frac{Ae_T D_R}{Ae_R D_T} \qquad (2-9)$$

示例 2-1 ——·——·——·——·——·——·——·——·——·——·——·——·——·——·——·——·——·——

口服普通制剂的相对 BA 试验[7]

为开放、单次给药、随机、两周期、双交叉试验。符合入选标准的

22 名健康男性受试者随机分为两组,分别接受 100 mg 相同剂量的国产受试药品(T)和进口参比药品(R),根据方案要求分别于给药前和给药后 0.5、1、2、3、4、6、8、10、12、24、36、48、72 h 采集血样,经预处理后采用经验证的 LC - MS/MS 法测定其血药浓度,采用梯形法计算 AUC,C_{max} 和 T_{max} 采用实测值。

AUC_{0-t} 数据与数据处理结果见表 2-8。

表 2-8　AUC_{0-t} 的计算结果与数据处理

受试者	周期	受试药品 T		参比药品 R		$F(\%)$
		AUC_T (ng·h/mL)	$\ln AUC_T$ (X_T)	AUC_R (ng·h/mL)	$\ln AUC_R$ (X_R)	
1	T/R	3 280	8.10	2 673	7.89	122.7
2	R/T	3 679	8.21	3 103	8.04	118.5
3	T/R	4 201	8.34	3 828	8.25	109.7
4	T/R	2 975	8.00	3 157	8.06	94.3
5	R/T	2 980	8.00	3 791	8.24	78.6
6	T/R	2 785	7.93	3 338	8.11	83.4
7	R/T	3 295	8.10	2 899	7.97	113.6
8	T/R	4 293	8.36	4 047	8.31	106.1
9	R/T	3 682	8.21	3 757	8.23	98.0
10	T/R	3 764	8.23	3 680	8.21	102.3
11	R/T	3 267	8.09	3 255	8.09	100.4
12	R/T	4 325	8.37	3 687	8.21	117.3
13	R/T	3 134	8.05	3 388	8.13	92.5
14	T/R	2 766	7.93	3 529	8.17	78.4
15	R/T	3 175	8.06	3 295	8.10	96.4
16	R/T	2 602	7.86	2 959	7.99	87.9
17	T/R	3 203	8.07	3 796	8.24	84.4
18	T/R	2 919	7.98	3 328	8.11	87.7
19	R/T	5 210	8.56	4 812	8.48	108.3
20	R/T	3 711	8.22	4 203	8.34	88.3
21	T/R	3 059	8.03	2 738	7.91	111.7
22	T/R	3 262	8.09	3 816	8.25	85.5
几何平均值		3 385.31	8.13	3 469.40	8.15	97.58
算术平均值		3 434.86	8.13	3 503.59	8.15	98.45
相对标准差		627.72	0.17	506.75	0.14	13.50

二、影响生物利用度的因素

口服或其他非血管内给药的制剂,其活性成分的吸收受多种因素的影响,概括如下。

1. 剂型的影响

同种药物不同剂型,BA 往往不同,同种剂型,由于处方与工艺不同,有时 BA 也有差异。产生这种现象的主要原因是剂型的性质与处方组成影响了药物的吸收,所以需要研究通过改进剂型设计和制剂成分来提高 BA。

2. 药物在胃肠道内的代谢分解的影响

某些药物在胃肠道内停留时间较长,易受胃肠内微生物或酶的作用而发生代谢分解,使 BA 降低。

3. 肝脏首过效应的影响

心得安、利多卡因、阿司匹林等药都有一定程度的肝脏首过效应,所以这些药物的 BA 与给药途径有关。可以通过动物实验判断 BA 减少的原因,方法是通过门静脉插管技术,将药物直接注入,排除胃肠道代谢分解的可能性,然后与同一剂量的静脉给药比较,就能确定是否有肝脏首过效应。例如,利多卡因口服吸收差是由于肝脏首过效应所致;而左旋多巴口服 BA 低,却是由于胃肠道代谢分解造成。

4. 非线性特性的影响

药物在体内处置时,吸收、分布、蛋白质结合、代谢、排泄均可能发生饱和现象,使它们的动力学特征不符合线性规律。如由于肝脏首过效应可使 BA 降低,但当大剂量给药时肝药酶代谢饱和时,BA 反而升高。

5. 试验对象情况的影响

试验动物以狗、猴、猪较为接近人的消化道生理情况,家兔广泛采用,但与人差别很大,当然以人为受试者,数据最可信。

6. 年龄、疾病、种族的影响

肝脏代谢能力与年龄有关,所以年龄会影响 BA;胃肠道、肝脏、心脏等疾病影响代谢,故对药物体内的处置也有影响;种族不同,肝药酶有差异,导致 BA 的差异。

7. 食物的影响[8,9]

食物与药物同服,可能影响药物的 BA,因此通常需进行进食对受试药品和参比药品 BA 影响的差异评估。食物可以通过多种方式改变 BA,包括:延缓胃排空、刺激胆汁分泌、改变胃肠道的 pH、增加内脏的血流量、改变原料药的肠腔代谢、与制剂或原料药发生物理或化学相互作用。

餐后立刻服药时,食物对 BA 的影响最为显著。食物中的营养物质和热量、进食量及食物温度都将引起胃肠道的生理学变化,从而影响药物的通过时间、腔内的崩解与溶出、药物的吸收及全身利用度。一般高热量高脂肪食物对胃肠道的生理学影响更加明显,因此会导致原药或药物制剂 BA 发生更为显著的变化。因此,建议采用高热量高脂肪餐考察食物对药物 BA 影响的研究,如高热量(800~1 000 kcal,即 3 360~4 200 kJ)高脂肪(提供食物中约 50% 的热量)饮食。其中蛋白质提供约 150 kal(630 kJ)热量,碳水化合物提供约 250 kal(1 050 kJ)热量,脂肪提供 500~600 kcal(2 100~2 520 kJ)热量。报告中应提供试验标准餐的热量组成说明。

第四节 特 殊 制 剂

药代动力学方法已被广泛用于全身性吸收的大多数药物制剂的 BA 研究,而一些特殊性药物,如缓(控)释制剂、复方制剂等的 BA 评价则需要不同的试验设计和统计学方法。

一、口服缓(控)释制剂[1]

口服缓(控)释制剂因采用了新技术改变了普通常释制剂原来的体内释放吸收过程,因此需要重新进行 BA 比较研究以证实其缓(控)释特征,但试验设计和评价与普通制剂不同。一般要求在单次给药和连续多次给药达稳态两种条件下进行。由于口服缓(控)释制剂的释放时间长,可能受食物影响大,必要时增加食物影响的 BA 研究。

1. 单次给药试验

旨在比较受试者于空腹状态下服用缓(控)释受试药品与参比药品的吸收速度和吸收程度的 BE,确认受试药品的缓(控)释药代动力学特征。

(1)给药方法:试验设计基本同普通制剂,给药方式应与临床推荐用法用量一致。

（2）参比药品的选择：若国内已有相同产品上市，应选用该缓（控）释制剂相同的已上市销售的原研药或主导产品作为参比药品；若是创新的缓（控）释制剂，则以该药物已上市同类普通制剂的原研药或主导产品作为参比药品。

（3）药代动力学参数：同样应提供各受试者受试药品与参比药品的不同时间点生物样品药物浓度（以列表和曲线图表示）；计算各受试者的药代动力学参数，并计算均值与标准差：AUC_{0-t}、$AUC_{0-\infty}$、C_{max}、T_{max}、F 值，也应尽可能提供其他参数如平均滞留时间（mean residence time，MRT）等体现缓（控）释特征的指标。

（4）结果评价：缓（控）释受试药品单次给药的相对 BA 估算同普通制剂。若与普通制剂比较，一般要求缓（控）释受试药品 AUC 不低于普通制剂的80%，而 C_{max} 明显降低，T_{max} 明显延迟，即显示该制剂具缓释或控释动力学特征。

2. 多次给药试验

比较受试药品与参比药品多次连续用药达稳态时的药物的吸收程度、稳态血药浓度和波动情况。

（1）给药方法：按临床推荐的给药方案连续服药的时间达 7 个消除半衰期后，通过连续测定至少 3 次谷浓度（谷浓度采样时间应安排在不同日的同一时间内），以证实受试者血药浓度已达稳态。达稳态后参照单次给药采样时间点设计，测定末次给药完整 AUC。

（2）参比药品的选择：以普通制剂为参比药品时，普通制剂与缓（控）释制剂应分别按推荐临床用药方法给药［例如，普通制剂每日 2 次，缓（控）释制剂每日 1 次］，达到稳态后，缓（控）释制剂选末次给药，参照单次给药采样时间点设计，然后计算各参数，而普通制剂仍按临床用法给药，按两次给药的血药浓度-时间曲线确定采样时间点，测得 AUC 是实际两次给药后的总和，T_{max} 和稳态 C_{max} 及 C_{min} 可用两次给药的平均值。如用剂量调整公式计算 AUC（如以1 次给药 AUC 的 2 倍计算），将会使测得的 AUC 值不能准确反映实际 AUC 值。

（3）药代动力学参数：① 各受试者缓（控）释受试药品与参比药品不同时间点的血药浓度数据及均数和标准差；② 各受试者末次给药前至少连续 3 次测定谷浓度（C_{min}）；③ 各受试者在血药浓度达稳态后末次给药的血药浓度-时间曲线。稳态峰浓度（C_{max}^{ss}）、达峰时间（T_{max}）及稳态谷浓度（C_{min}^{ss}）的实测值。并计算末次剂量服药前与达 τ 时间点实测 C_{min}^{ss} 的平均值；④ 各受试者的稳态药-时曲线下面积（AUC^{ss}）、平均稳态血药浓度（C_{av}）。$C_{av} = AUC^{ss}/\tau$，式中 AUC^{ss} 系稳态条件下用药间隔期 $0-\tau$ 时间的 AUC，τ 是用药间隔时间；⑤ 各受试者血药浓度波动度（DF），$DF = (C_{max} - C_{min})/C_{av} \times 100\%$。

（4）结果评价：一般同缓（控）释制剂的单次给药试验的统计。当缓释制剂与普通制剂比较时，对于波动系数的评价，应结合缓释制剂本身的特点具体分析。另外，对于不同的缓（控）释剂型，如结肠定位片、延迟释放片等，还应当考虑剂型的特殊性来设计试验，增加相应考察指标以体现剂型特点。

3. 剂量的选择

药物在治疗剂量范围内呈线性药代动力学特征：在公共的最小给药间隔时间内，分别空腹给予缓（控）释制剂单剂最高规格和普通制剂相同给药总量后应进行两制剂的比较研究。如果最高规格存在安全性风险，可采用较低的规格。药物在治疗剂量范围内呈非线性药代动力学特征：应在缓（控）释制剂给药间隔时间内，进行最高规格和最低规格缓（控）释制剂单次给药与相应普通制剂的对比研究。如果不能根据上述试验推断出中间规格缓（控）释制剂的 BA，则还应在缓（控）释制剂给药间隔时间内进行空腹、中间规格缓（控）释制剂与相应普通制剂的对比研究。

二、复方制剂

复方制剂是指由两个或多个活性成分制成的药物制剂。一般，复方制剂进行体内 BA 研究的目的是考察复方制剂中的每个活性成分的吸收速度和程度与同时服用每个活性成分或有效成分的单方制剂时的吸收速度和程度是否相同。试验设计：

（1）采用复方制剂与合用各组分单方制剂或已批准的含有相同组分的复方制剂，进行的两种治疗、单剂量、空腹对比研究。该研究应采用最高规格的复方制剂和与其规格相匹配的单方制剂。

（2）特殊情况下也可以采用其他试验设计。例如，含有两种活性成分的复方制剂，采用 3 个治疗组的研究设计对复方制剂与这两种成分的单方制剂进行对比研究。

（3）食物对单次给予复方制剂的 BA 影响的研究。

在某些特定情况下，为了增加一个药物（主药）的暴露量而需要同时服用另一个药物（并未制成复方制剂）。第二个药物本身没有治疗作用并且仅是为了增加主药的暴露量时给药。如果主药和辅药均为全新化合物,两药要分别进行 BA 研究,如氨苄西林/丙磺舒复方药物产品中的氨苄西林。如果复方制剂两成分中有一个是全新化合物,另一个是上市药物时,则仅需对全新化合物进行 BA 研究(假定上市药物的 BA 研究已经完成)。

参考文献

[1] 国家药典委员会.中华人民共和国药典·四部.北京:中国医药科技出版社,2020:460.

[2] Skelly J P. Bioavailability and bioequivalence. Journal of Clinical Pharmacology, 1976, 16:539-545.

[3] Food and Drug Administration. Guidance for industry:Bioavailability and bioequivalence studies for orally administered drug products-general considerations. https://www.fda.gov/media//88254/download[2020-03-22].

[4] 王永铭,李端.临床药理学.3 版.上海:复旦大学出版社,2005:13-16.

[5] Tsai J C, Cheng C L, Tsai Y F, et al. Evaluation of in *vivo* bioequivalence methodology for topical clobetasol 17-propionate based on pharmacodynamic modeling using Chinese skin. Journal of Pharmaceutical Sciences, 2004, 93(1):207-217.

[6] Gabrielsson J, Weiner D. Pharmacokinetic and pharmacodynamic data analysis:Concepts and applications. Sweden:Kristianstads Boktryckeri AB, 1997:56-57.

[7] 马媛媛,葛庆华,丁存刚,等.拉米夫定片人体生物等效性评价.中国临床药学杂志,2013, 22(2):86-90.

[8] 国家药品监督管理局.总局关于发布普通口服固体制剂参比制剂选择和确定等3个技术指导原则的通告(2016 年第 61 号).http://www.nmpa.gov.cn/WS04/CL2093/229256.html[2020-03-22].

[9] Food and Drug Administration. Guidance for industry:food-effect bioavailability and fed bioequivalence studies. https://www.fda.gov/media/70945/download[2020-03-22].

以药代动力学为终点的生物等效性试验

对于大多数药物而言,BE 研究着重考察药物自制剂释放进入体循环的过程,通常将受试药品在机体内的暴露情况与参比药品进行比较。以药代动力学参数为终点评价指标的 BE 研究又可表述为:通过测定可获得的生物基质(如血液、血浆、血清)中的药物浓度,取得药代动力学参数作为终点指标,借此反映药物释放并被吸收进入循环系统的速度和程度。通常采用药代动力学终点指标 C_{max} 和 AUC 进行评价。如果血液、血浆、血清等生物基质中的目标物质难以测定,也可通过测定尿液中的药物浓度进行 BE 研究。

2005 年 3 月,国家药品审评中心发布了《化学药物制剂人体生物利用度和生物等效性研究技术指导原则》,对化学药品口服制剂的 BE 试验提出指导性意见[1]。2016 年 3 月,NMPA 颁布了《以药动学参数为终点评价指标的化学药物仿制药人体生物等效性研究技术指导原则》,进一步详细论述了以药代动力学为终点的 BE 试验[2]。2020 年 7 月,国家药典委员会出版了《中华人民共和国中国药典》(2020 版)(以下简称《中国药典》),其中第四部《药物制剂生物利用度和生物等效性试验指导原则》对 BE 试验提出来指导性意见[3]。本章内容将以此 3 项指导原则为依据,结合美国 FDA、欧洲药品管理局(European Medicines Agency,EMA)、日本药品和医疗器械管理局(Pharmaceuticals and Medical Devices Agency,PMDA)等颁布的指导意见,同时参考国内文献和专业书籍内容,试图从临床研究类型、试验设计、受试者的选择、样本量的估计、参比药品的选择、采样点的设计、给药剂量的确定和药品抽样探讨以药代动力学为终点的 BE 的临床设计。

第一节　临床研究类型

一、单次给药生物等效性研究

通常推荐采用单次给药药代动力学研究方法评价 BE,因为单次给药在评价药物释放的速度和程度方面比多次给药稳态药代研究的方法更敏感,更易发现制剂释药行为的差异。

二、多次给药生物等效性研究

若出于安全性考虑,需入选正在进行药物治疗,且治疗不可间断的患者时,可在多次给药达稳态后进行 BE 研究。

三、空服和餐后生物等效性研究

食物与药物同服,可能影响药物的 BA,因此通常需进行餐后 BE 研究来评价进食对受试药品和参比药品 BA 影响的差异。

对于口服常释制剂,通常需进行空腹和餐后 BE 研究。但如果参比药品说明书中明确说明该药物仅可空腹服用(饭前 1 h 或饭后 2 h 服用)时,则可不进行餐后 BE 研究。

对于仅能与食物同服的口服常释制剂,除了空腹服用可能有严重安全性方面风险的情况外,均建议进行空腹和餐后两种条件下的 BE 研究。如有资料充分说明空腹服药可能有严重安全性风险,则仅需进行餐后 BE 研究。

对于口服调释制剂,建议进行空腹和餐后 BE 研究。

第二节　试　验　设　计

试验设计依赖于药物的物理化学特性、药代动力学性质和组成的比例,根据药物特点,可选用:① 两制剂、单次给药、交叉试验设计;② 两制剂、单次给药、平行试验设计;③ 重复试验设计。

对于一般药物,推荐选用第一种试验设计,纳入健康受试者参与研究,每位受试者依照随机顺序接受受试药品和参比药品。对于半衰期较长的药物,可选择第二种试验设计,即每个制剂分别在具有相似人口学特征的两组受试者中进行试验。第三种试验设计(重复试验设计)是前两种的备选方案,是指将同一制剂重复给予同一受试者,可设计为部分重复(单制剂重复,即三周期)或完全重复(两制剂均重复,即四周期)。重复试验设计适用于部分高变异药物(个体内变异≥30%),优势在于可以入选较少数量的受试者进行试验。对于高变异药物,可根据参比药品的个体内变异,将等效性评价标准做适当比例的调整,但调整应有充分的依据。

一、交叉试验设计

在大多数 BE 试验中,交叉试验设计是目前应用最多最广的方法。因为多数药物吸收和清除在个体间存在较大变异,个体间的变异系数远远大于个体内变异系数。因此,BE 试验一般要求按自身交叉对照的方法设计。交叉试验设计可以有效减少个体间变异给试验评价带来的偏倚,在样本量相等的情况下,使用交叉设计比平行设计具有更高的检验效能。

根据试验制剂数量不同一般采用 2×2、3×3 交叉试验设计。其中,两制剂、两周期、两序列交叉设计是一种常见的交叉设计,具体见表 2－1(见第二章)。在这种设计中,每个受试者都被随机分配至序列 1 或序列 2,序列 1 中受试者在第一周期服用受试药品,在第二周期服用参比药品;序列 2 中受试者在第一周期服用参比药品,在第二周期服用受试药品。两个周期之间需要设定一个清洗期,避免上个周期的处理影响到随后一周期的处理中。清洗期一般应至少需要 7 个消除半衰期。

二、平行试验设计

有些药物或活性代谢产物半衰期很长,交叉试验设计难以实施,在此情况则可考虑采用平行试验设计。在平行设计中,每个受试者被随机分配到一个治疗组。这类设计中最简单的形式是双组平行设计,如图 3－1。平行试验设计由于只接受一种治疗,不能区分个体内变异与个体间变异,不常用于 BE 的设计。平行试验设计因个

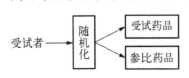

图 3－1　双组平行设计

体间变异给试验带来的影响较交叉设计大,平行试验设计中用药组之间在所有已知可能影响活性物质药代动力学的因素都应该具有可比性(如年龄、体重、性别、种族、吸烟、快/慢代谢类型)。这是此类试验给出有效结果的基本前提。

对于长半衰期药物的 BE 研究:一方面,由于长半衰期药物需要在长时间内进行血样采集;另一方面,根据药代动力学原理,药物浓度可检测部分的清洗期应该超过 5 个半衰期,需要持续数周或数月以增加受试者的脱落率。如果采用交叉试验设计存在问题,可采用单剂量平行设计,因为后者不需要清洗期,但需要更多的受试者参加才能达到相同的统计学效力。如果在患者中开展等效性研究,出于伦理学考虑,患者不能采用带有清洗期的单剂量、交叉设计,也可以使用平行设计。《FDA 生物等效性标准》中指出,对于半衰期 30 h 和以上药物的平行试验设计,在 60~96 h 之间的截取时间范围对于证明 BE 最为有用,而超过 120 h 的取样对 BE 认定无影响[4]。

三、重复试验设计

重复试验设计是指将同一制剂重复给予同一受试者,包括部分重复交叉设计(单制剂重复三周期)或完全重复交叉设计(两制剂重复四周期)。如果需要准确估计某一制剂的个体内变异,可采用重复设计。在重复设计中,至少一种治疗要被重复,一般来说,周期数要多于治疗数。重复给药应使用同批次的受试药品和参比药品。重复试验设计适用于部分高变异药物(个体内变异≥30%),优势在于可以入选较少数量的受试者进行试验。常采用的部分重复交叉设计和完全重复交叉设计见表 2-2~表 2-4(见第二章)、表 3-1~表 3-3。

表 3-1　两制剂、两周期、四序列重复交叉设计
　　　　　(TR/RT/TT/RR,Balaam 设计)

序　列	周　期	
	1	2
1	受试药品	参比药品
2	参比药品	受试药品
3	受试药品	受试药品
4	参比药品	参比药品

表3-2 两制剂、四周期、两序列重复交叉设计(TRTR/RTRT)

序 列	周 期			
	1	2	3	4
1	受试药品	参比药品	受试药品	参比药品
2	参比药品	受试药品	参比药品	受试药品

表3-3 两制剂、四周期、四序列重复交叉设计(TRRT/RTTR/TTRR/RRTT)

序 列	周 期			
	1	2	3	4
1	受试药品	参比药品	参比药品	受试药品
2	参比药品	受试药品	受试药品	参比药品
3	受试药品	受试药品	参比药品	参比药品
4	参比药品	参比药品	受试药品	受试药品

不论应用哪种方法评价 BE,均可使用重复交叉设计,尽管在应用 ABE 和 PBE 方法时,并非必需的要求。当应用 IBE 方法评价时,重复交叉设计是至关重要的。重复交叉设计可以允许分别估算受试药品和参比药品测量指标的个体内方差及配方和个体的相互作用的方差分量。高变异药物的 BE 统计中使用的参比药品标度的概念也是由 IBE 发展而来,受试者须服用两次参比药品以确定其个体内标准偏差。Balaam 设计(表3-1)应避免在 IBE 方法中使用,因为 TT 和 RR 序列中,受试者并不提供任何配方和个体相互作用的信息。长半衰期药物使用 Balaam 的双周期设计还是可行的,但三周期或更多周期的研究设计则并不合适。

高变异药物通常具有较宽的治疗窗、安全性良好。在其他因素不变的情况下,随着个体内变异增加,BE 研究所需受试者数量也会相应增加。对于高变异药物,在充分科学论证的基础上和保证公众用药安全、有效的前提下,通过部分重复或完全重复交叉设计,根据参比药品个体内变异值,采用 RSABE 方法,将等效性判定标准在 80.00%~125.00% 的基础上适当放宽,可减少不必要的人群暴露,达到科学评价不同制剂是否生物等效的目的。

第三节 受试者的选择

BE 试验应根据能够检测药品间差异的目标,选择合适的受试者群体。为了减少与药品间差异无关的变异,除非药物对健康人有安全性担忧,使试验存在伦理学问题,试验通常应在健康受试者进行。美国 FDA 发布的指南 *Bioequivalent Studies and Pharmacokinetic Endpoints for Drugs Submitted under an ANDA*(*2013*)中提及 BE 研究中应纳入健康受试者,但没有对于健康受试者给出具体定义[5]。EMA 发布的指南 *Guideline on the Investigation of Bioequivalence*(*2010*)中指出,受试者是否合适应取决于病史、实验室检验及身体检查结果[6]。

BE 试验一般在健康受试者中进行,但当入选健康受试者参与试验可能面临安全性方面的风险时,则建议入选试验药物拟定适用的患者人群,并且在试验期间应保证患者病情稳定。例如,如果考察的活性物质已知有副作用,且认为药理学效应或风险对健康志愿者不可接受,则须用患者取代,并在适当的预防和监护下进行。

受试者的选择一般应符合以下要求:

(1)年龄在 18 周岁以上(含 18 周岁),体重指数一般在 19~26kg/m²。

(2)应涵盖一般人群的特征,包括年龄、性别等。

(3)如果研究药物拟用于两种性别的人群,一般情况下,研究入选的受试者应有适当的性别比例。

(4)如果研究药物主要拟用于老年人群,应尽可能多地入选 60 岁以上的受试者。

(5)入选受试者的例数应使 BE 评价具有足够的统计学效力。

BE 试验应通过临床实验室检查、病史和体检,筛查受试者根据药物的治疗类别和安全模式,可能在试验开始之前、过程中和完成后进行特殊的医学检查和预防。受试者可以是任何性别,但应该考虑可能怀孕妇女的风险。在具体特定仿制药的 BE 试验中,需根据药物特点对女性受试者做出非孕期、非哺乳期等的要求。受试者最好为非吸烟者,无酗酒和药物滥用史。出于安全性和药代动力学理由,可以考虑受试者的酶表型或基因型。

第四节　样本量的估计

BE 试验中样本量的估算尤为重要,如果纳入过少的受试者,可能出现无法得到确定的统计学结论;如果纳入过多的受试者,则不仅增加临床试验的财力、人力和时间成本,还存在着伦理学问题。不同的国家和地区对 BE 研究中受试者例数有不同的要求。其中,美国要求 24~36 例,欧盟要求不少于 12 例,日本 20~30 例,中国 18~24 例[7]。

试验前需充分估计所需的样本量,以保证足够的检验效能,并在试验方案中详细说明样本量估计方法和结果。同时考虑试验过程中可能的脱落或退出情况,综合评估所需的样本量。目前法定要求的 BE 研究方法是 ABE,该方法评价群体的平均值是否在允许的判定范围内。使用 ABE 方法进行 BE 分析时,应基于明确的公式合理估计样本量。

一、试验设计类型

不同的试验设计,对应的样本量估计公式不同。试验设计是确定样本量的前提,BE 试验通常采用交叉试验设计。对于半衰期较长的药物,则可选择平行试验设计,所需的样本量较多。

二、显著性水平(α)和把握度($1-\beta$)

显著性水平 α 值通常取 0.05% 或 5%,α 代表发生第 I 类错误概率,第 I 类错误是将不具有 BE 的制剂错误地判断为具有 BE 的制剂。β 代表发生第 II 类错误概率,第 II 类错误是将具有 BE 的制剂错误地判断为不具有 BE 的制剂。把握度($1-\beta$)也称为检验效能,一般不低于 80%。

三、变异系数

变异度是指检验指标的变异程度,以 σ 表示。在经典的 2×2 交叉设计的 BE 试验中,σ 即为药代动力学参数经对数转化后进行方差分析得到的均方差根(root mean square error, RMSE),σ 可以换算成个体内变异系数(within-subject CV, CV_W);在平行设计的 BE 试验中,σ 包括药代动力学参数的个体间变异和个体内变异。σ 可以根据已有文献资料或预试验确定或估算。如果查看已有文献中很少报告 σ 或 CV_W,可以根据受试药品与参比药品药代动力学参数几何均值比的 90%CI 宽窄粗略估算。

四、几何均值比

在 BE 试验中,差别 θ 是指受试药品与参比药品药代动力学参数几何均值的比值,即 $\theta = \mu_T / \mu_R$,通常以几何均值比(geometric mean ratio,GMR)代表。GMR 取值主要根据受试药品与参比药品的实际差别和变异系数大小确定,一般取 0.95(或 1.05),差异较大时取 0.9(或 1.1)。

五、判定标准

一般情况下,BE 判定标准为受试者药品与参比药品的检验指标(C_{max} 和 AUC)GMR 值的 90%CI 落在 80.00%~125.00% 内。对于治疗范围窄的药物,这一判定标准不总是适用的,不同国家或国际组织接受的 BE 标准和方法不同(表 3-4)。《药物制剂生物利用度和生物等效性指导原则》中指出,在药品治疗范围窄的特殊情况下接受范围可能需要缩小。AUC 的可接受区间应该被缩窄为 90.00%~111.11%。在 C_{max} 对安全性、药效或药物浓度监测特别重要的情况,该参数也应适用 90.00%~111.11% 的接受限。应该根据临床考虑,视具体情况决定一种活性物质是否为 NTI 药物。《以药动学参数为终点评价指标的化学药物仿制药人体生物等效性研究技术指导原则》中阐明,对于 NTI 药物应根据药物特性适当缩小 90%CI。

表 3-4　不同国家和国际组织对 NTI 药物的 BE 指导原则[8]

国家或国际组织	具 体 法 规 要 求	指南列出的 NTI 药物
美 国	(1) 单剂量、四周期、双序列、完全重复的交叉设计; (2) 当 R 的 WSV 大于 21% 时,T 与 R 药代动力学参数 GMR 的 90%CI 不超过 80.00%~125.00%;当 R 的 WSV 小于 21% 时,应根据 R 的 WSV 的大小,成比例地缩窄 90%CI 范围; (3) T 与 R 的总体标准差比值(σ_{WT}/σ_{WR})在 90%CI 的上限小于或等于 2.5	华法林,左甲状腺素钠,卡马西平,地高辛,碳酸锂,苯妥英钠,茶碱等
欧 盟	(1) 单剂量、两周期、双交叉或平行设计; (2) 根据临床情况定义 NTI 药物; (3) 设定 AUC 的等效限范围为 90.00%~111.11%,当 C_{max} 对于药物安全性、有效性或治疗药物检测特别重要时也适用 90.00%~111.11% 的等效限范围	—
加拿大	(1) 单剂量双周期交叉或平行研究; (2) 提出"临界剂量药物"; (3) AUC 的 90%CI 的等效限范围在 90.00%~112.00% 内,C_{max} 的等效性范围在 80.00%~125.00% 内	环孢素,地高辛,氟卡尼,锂制剂,苯妥英钠,西罗莫司,他克莫司,茶碱,华法林
日 本	(1) 单剂量双周期交叉或平行研究; (2) 提出"NTI 药物"; (3) AUC 和 C_{max} 的 90%CI 的等效限范围均在 80.00%~125.00%	地高辛,锂制剂,苯妥英钠,他克莫司,茶碱,华法林,卡马西平,乙炔雌二醇,奎尼丁等

续　表

国家或国际组织	具 体 法 规 要 求	指南列出的 NTI 药物
澳大利亚	对于 NTI 药物的仿制药 T 必须与在澳大利亚上市的 R 进行比较,并遵循 EMA 指南及 NTI 药物 BE 研究的其他限制条件	—
中国、新加坡、新西兰、WHO	对于治疗范围特别狭窄的情况下,BE 限制应根据药物的临床特性适当缩窄	—

T: 受试药品;R: 参比药品。

临界剂量药物:定义为剂量或浓度相对较小差异导致剂量和浓度依赖性、严重治疗失败和/或严重药物不良反应的一类药物;NTI 药物:定义为在血液中的最小毒性浓度和最小有效浓度之间的差异小于两倍的一类药物。

对于高变异药物,可适当放宽 BE 判定标准。对于高变异性药物,C_{max} 差异较大对于临床的影响不大,基于临床的充分理由,则可以放宽接受范围。在这种情况下,C_{max} 的接受范围可以最宽为 69.84% ~ 143.19%。但是受试者内变异放宽接受限可能不适用于 AUC,AUC 的接受限保持在 80.00% ~ 125.00%,不管变异如何(表 3 - 5)。

表 3 - 5　不同国家和国际组织对高变异药物 BE 研究的指导原则[9]

项　目	美国 FDA	EMA	NMPA
高变异药物定义	$CV_{WR} \geqslant 30\%$	$CV_{WR} > 30\%$	规定不一致,$CV_{WR} \geqslant 30\%$ 或 $CV_{WR} > 30\%$
试验设计	增加样本量的 2×2 交叉;R 重复三或四周期-交叉	同美国 FDA	同美国 FDA
数据分析	非重复设计、重复设计 ($CV_{WR} < 30\%$):ABE、PBE 和 IBE;参比重复设计 ($CV_{WR} \geqslant 30\%$):RSABE	非重复设计、重复设计 ($CV_{WR} \leqslant 30\%$):ABE;R 重复设计 ($CV_{WR} > 30\%$):RSABE	同 EMA
接受放宽等效限值 (BEL) 的 PK 参数	AUC 和 C_{max}	C_{max}	C_{max}
T 和 R 的 GMR	0.80~1.25	0.80~1.25	0.80~1.25
生物等效范围下限/上限	非重复设计:0.80/1.25,重复设计:$CV_{WR} < 30\%$ 时,0.80/1.25;$CV_{WR} \geqslant 30\%$ 时,exp (± ln1.25 × σ_{WR}/σ_{WO})	非重复设计:0.80/1.25,重复设计:$CV_{WR} \leqslant 30\%$ 时,0.80/1.25;30% < $CV_{WR} < 50\%$ 时,exp(±k× σ_{WR});$CV_{WR} \geqslant 50\%$ 时,0.698 4/1.431 9	非重复设计:0.80/1.25,重复设计:$CV_{WR} \leqslant 30\%$ 时,0.80/1.25;$CV_{WR} > 30\%$ 时,BEL 最宽为 0.698 4/1.431 9
σ_{WR} 的比例因子	ln1.25/σ_{WO} = 0.893	k = 0.760	无

T: 受试药品;R: 参比药品。

交叉设计的样本量需考虑的因素包括:

(1)检验水准 α,通常为双侧 0.1(双单侧 0.05)。

(2)检验效能 $1-\beta$,通常至少为 80%。

(3)个体内变异系数,可基于文献报道或预试验结果进行估计。

(4)GMR。

(5)等效性界值。平行组设计的样本量估计可参考一般连续型变量的样本量计算公式。

如果使用的分析方法没有明确的样本量计算公式,也可以采用计算机模拟的方法估计样本量。

第五节　参比药品的选择

参比药品选择是 BE 试验的关键之一,参比药品选择恰当与否是 BE 试验技术评价的重要指标之一。为了避免由于参比药品使用的不同而可能造成仿制药间发生显著性的差异,各国或组织规定了参比药品目录,明确了每个品种的参比药品。注册申请人在启动仿制药研究时,尽早通过参比药品申请平台提出参比药品遴选申请。如在审品种所选用的参比药品不在 NMPA 发布的参比药品目录中,注册申请人尽快在参比药品申请平台提出参比药品遴选申请[10]。2012 年药品审评中心电子刊物中发表的《关于生物等效性试验参比制剂的选择》中详细论述了参比药品的基本要求、特别关注的申请类型和参比药品选择的问题[11]。2016 年,NMPA 发布了《普通口服固体制剂参比制剂选择和确定指导原则》,进一步明确普通口服固体制剂仿制药的参比药品[12]。

一、术语及其定义

仿制药是指与被仿制药具有相同的活性成分、剂型、给药途径和治疗作用的药品。

参比药品[comparator product(or reference product)]:指临床试验中用于与试验药品参比对照的其他研究药品、已上市药品,在临床实践中是可互换的。参比药品通常是已确定功效、安全和质量的原研产品。如果原研的产品不再在临床使用或销售,需要选择其他可互换的合适产品作为参比。

原研药品是指境内外首个获准上市,且具有完整和充分的安全性、有效性数据作为上市依据的药品。

国际公认的同种药物是指在欧盟、美国、日本获准上市并获得参比药品地位的仿制药。

二、参比药品选择的基本要求

仿制药 BE 试验应尽可能选择原研药品作为参比药品,以保证仿制药质量与原研药品一致。进行 BE 研究时,选择参比药品应基于含量分析和溶出度数据,用于受试药品的测得含量不应与参比药品相差 5% 以上。对于按改剂型申报注册的药品,BE 试验对参比药品的要求与仿制药一致,即应当选择原研发企业上市的原剂型产品。

强调参比药品应选择原研药品,而不是一般性的上市同品种,主要是为了避免误差传递及递加因素对试验结果的影响。例如,某药品 A 企业产品为原研药品,在上市前进行了规范的临床试验,证实对目标适应证安全有效;B 企业产品为仿制药,上市前进行了与 A 企业产品的人体 BE 试验;后续申报仿制的 C 企业产品,若仅与 B 企业产品进行人体 BE 试验,并不能直接得出与 A 企业产品生物等效的结论。原因是 BE 判定标准是统计学意义上的一个可接受范围,并不是严格意义上的完全一致。如反映吸收程度的指标 AUC 的等效判定范围为 80.00% ~ 125.00%,假设 B 企业产品的吸收量与 A 企业产品相比较为 85%,这种情况下可得到二者生物等效的结果;若 C 企业产品与 B 企业产品比较吸收量为 85%,也可得到二者生物等效的结果,但显然相对于原研发的 A 企业产品来说,C 企业产品的吸收量仅为 72%,不能认为二者生物等效。

三、参比药品选择时须特别关注的两类申请类型

BE 试验在参比药品选择方面,有以下两类特殊情况需要引起注册申请人及试验研究机构注意。

1. 简单改剂型产品的仿制药申请

这种情况虽然属仿制药申请,仿制的目标是获得改剂型后的产品,但为了避免误差传递和叠加因素对结果的影响,BE 试验的参比药品应选择原研发企业的原剂型产品,而不是被仿制的已上市改剂型产品。例如,某药物原研发企业产品为片剂,国内已有作为改剂型产品的胶囊剂上市,后续申报仿制胶囊剂

时,BE 试验的参比药品仍应选择原研发企业的片剂,而不是已上市的胶囊剂。仿制上市改盐品种时参比药品的选择亦可参考此原则处理。

2. 补充申请需要进行生物等效性试验的情况

对于原研发企业,若产品处方工艺等的改变需要进行 BE 试验时,参比药品应选择变更前的产品。但对于获准上市的仿制药及简单改剂型产品,若发生处方工艺变更,需要进行 BE 试验时,参比药品仍应选择原研发企业产品,而不是处方工艺变更前的产品。原因也是为了避免误差传递和叠加因素对结果的影响。

四、普通口服固体制剂参比药品的选择原则

(1)参比药品首选国内上市的原研药品。作为参比药品的进口原研药品应与其原产国上市药品一致。若原研企业能证明其地产化药品与原研药品一致,地产化药品也可作为参比药品使用。

(2)若原研药品未在国内上市或有证据证明原研药品不符合参比药品的条件,也可以选用在国内上市国际公认的同种药物作为参比药品,其产品应与被列为参比药品国家的上市药品一致。

(3)若原研药品和国际公认的同种药物均未在国内上市,可选择在欧盟、美国、日本上市并被列为参比药品的药品。

第六节　采样点的设计

在 BE 试验中,采样点的设计对于计算药代动力学参数的合理性至关重要。通常建议采集血液样品。多数情况下检测血浆或血清中的药物或其代谢产物浓度,流式分析全血样品。BE 研究中,有时会出现首个生物样品的浓度为 C_{max} 的现象,通过预试验有助于避免此种现象的出现。正式试验开始之前,可在少数志愿者中进行预试验,用以验证分析方法、评估变异程度、优化采样时间,以及获得其他相关信息。

建议恰当地设定样品采集时间,使其包含吸收、分布、消除相。一般建议每位受试者每个试验周期采集 12～18 个样品,其中包括给药前的样品。根据药物和制剂特性确定样品采集的具体时间,要求应能准确估计 C_{max} 和消除速

率常数（λ_z）。在预定的 T_{max} 附件应更为频繁地采样，以确保准确得出 C_{max}。一般在吸收相部分取 2~3 个点，峰浓度附近至少 3 个点，末端消除相取 3~5 个点。采样时间持续到受试药原形或其活性代谢产物 3~5 个末端消除半衰期，或血药浓度为 C_{max} 的 $1/20 \sim 1/10$。除可用 AUC_{0-72h} 来代替 AUC_{0-t} 或 $AUC_{0-\infty}$ 的长半衰期药物外，AUC_{0-t} 至少应覆盖 $AUC_{0-\infty}$ 的 80%。实际给药和采样时间与计划时间可能有偏差，建议采用实际时间进行药代动力学参数计算。

当受试药不能用血药浓度测定方法进行 BA 检测时，若该药原形或活性代谢物主要由尿排泄（大于给药剂量的 70%），可以考虑尿药浓度法测定，以尿样中药物的累积排泄量来反映药物摄入量。试验药品和试验方案应当符合 BA 测定要求。尿样的收集采用分段收集法，其采集频度、间隔时间应满足估算受试药原形药或活性代谢物经尿的排泄程度；但该方法不能反映药物吸收速度，误差因素较多，一般不提倡采用。某些药物在体内迅速代谢无法测定生物样品中原形药物，也可采用测定生物样品中主要代谢物浓度的方法，进行 BA 和 BE 试验。

第七节　给药剂量的确定

在进行 BE 试验中，选择的给药剂量通常是市售最大规格相应的单次给药剂量[13]。给药剂量一般应与临床单次给药剂量一致，不得超过临床推荐的单次最大剂量或已经证明的安全剂量。受试药品和参比药品一般应服用相等剂量。需要使用不相等剂量时，应说明理由并提供所用剂量范围内的线性药代动力学特征依据，结果可用剂量校正方式计算 BA。

如果申请的受试药品有多个规格（每一制剂单位所含有效成分的量），则可能只用一个或两个规格建立 BE 就足够了，取决于不同规格组成的比例关系及下述的药品相关问题。评价的规格取决于活性物质药代动力学的线性。在非线性药代动力学情况下（即 AUC 的增加与剂量增加不成正比），可能不同规格对检测剂型间潜在的差异敏感度不同。根据剂量归一化的 AUC 差异是否满足 ±25%，来评估线性。如果已经证明在某个或某些规格下的 BE 试验对检测潜在的药品差异最敏感，则可以豁免其他规格的 BE 试验。

一、线性药代动力学

BE 试验一般应在最高规格剂量下进行。对于线性药代动力学药物和高度水溶性药物,选择一个较低规格而不选最高规格剂量也可被接受。如果由于健康受试者安全性和耐受性原因,不能以最高规格剂量给药,则选择一个较低规格也可能是合理的。此外,如果分析方法的灵敏度问题导致不能精确测定最高规格单次给药后的血浆浓度,则可以选择更高剂量(最好使用最高规格剂量)。选择的剂量可能高于最高治疗剂量,只要这一剂量可被健康志愿者耐受,并且没有吸收和溶解度的限制即可。

二、非线性药代动力学

对于具有非线性药代动力学性质的药物,如果在治疗剂量范围内 AUC 的增加超过剂量增加的比例,则 BE 试验一般应该在最高规格进行。如果由于安全性或耐受性的原因不能对健康受试者最高规格剂量给药,则较低规格也是合理的。对于在治疗剂量范围内 AUC 的增加低于剂量增加的情况,BE 多在最高规格和最低规格(或在线性范围的一个规格)剂量进行,即在此情形下,需要两个 BE 试验。

如果存在分析灵敏度问题,使最低规格剂量不能进行试验,或者对健康受试者存在安全性或耐受性问题而不能使用最高规格剂量,选择其他规格可能是合理的。

对于常释片剂和胶囊,建议采用申报的最高规格剂量进行单次给药的空腹及餐后 BE 研究。若最高规格剂量有安全性方面风险,在同时满足如下条件的情况下,可采用非最高规格剂量的制剂进行 BE 研究:

(1)在治疗剂量范围内具有线性药代动力学特征。

(2)受试药品和参比药品的最高规格与其较低规格剂量制剂处方比例相似。

(3)受试药品和参比药品最高规格剂量的溶出试验比较结果显示两制剂溶出曲线具有相似性。

第八节 药 品 抽 样

为了保证试验样品的真实性及可溯源性,有必要规定试验机构在 BE 试验中应当对试验样品进行留存。2012 年药品审评中心发布了《生物利用度和生物等效性试验用药品的处理和保存要求技术指导原则》,阐述了抽取用于临床研究的试验用药品的方法[14]。研究者应当对 BE 试验的临床试验用药品进行随机抽取留样。临床试验机构至少保存留样至药品上市后 2 年。临床试验机构可将留存样品委托具备条件的独立的第三方保存,但不得返还申办者或与其利益相关的第三方[15]。

一、抽样方法

注册申请人应将提供至试验机构的试验用药品(同批产品)进行适当包装,以便使试验机构可随机抽取用于临床研究的药品和留存样品,进而确保留存样品是从注册申请人提供的进行试验用的同批产品中获得,且保存在注册申请人的原包装容器中。对于不同包装形式的试验用药品,试验机构可分别采用以下的随机抽样方法。

(1)单一容器:如果试验用药品是以单一容器向试验机构提供时,试验机构应从容器中取出足量的试验用药品用于临床研究;然后将容器中的剩余的试验用药品作为留存样品保存在原包装容器中。

(2)多个容器:如果试验用药品是以多个容器向试验机构提供时,试验机构应从多个容器中随机抽取足够量的试验用药品用于临床研究;然后将对应各容器中剩余的试验用药品作为留存样品保存在原包装容器中。通常不建议使用敞口容器。

(3)单位剂量:如果试验用药品是以单位剂量包装形式向试验机构提供时,试验机构应随机抽取足量单位剂量的试验用药品用于临床研究,然后将剩余单位剂量的试验用药品作为留存样品保存在原单位剂量包装中。

(4)盲法研究:如为设盲研究,试验用药品是以单位剂量包装形式(在各单位剂量上均标有随机编码)向试验机构提供时,注册申请人应向试验机构提供已有随机编码的试验用药品组,每组样品都足够用于临床研究,并且各组完全一致,组数应满足试验及保存"5 倍全检量"的要求。试验机构应随机抽取其中一组已标识的试验用药品用于临床研究;然后将其余已标识的试验用药品组作为留存样品保存在其单位剂量包装中。对于盲法研究,注册申请人还应向试验机构提供密封的应急信封,以供需要紧急揭盲的状况下使用。密封的应急信函由试验机构保存。

二、保留样品数量

留存样品的数量应足够进行 5 次按质量标准全检的要求。对于口服固体制剂(如片剂、胶囊),试验制剂及参比药品分别提供 300 个单位(片/粒)应可满足 5 次全检量的要求。对于临用前配制的制剂(如临用前配制的混合溶液、混悬液等),应保存尚未配制的制剂。对于多中心 BA 或 BE 研究,建议保存在各试验机构的留存样品总量应符合 5 次全检量的要求。各中心留存样品量的确定应考虑以下因素:

(1)参与研究的试验机构总数。

(2)各试验机构预期入选的受试者数量。

(3)试验用药品的最小留存量(如 5 个剂量单位)。

在将多个试验机构的留存样品运送至独立的第三方机构进行贮藏的情况下,建议独立的第三方机构分开贮藏来自各个试验机构的留存样品,以便能够对各留存样品进行溯源。

参考文献

[1] 国家药品审评中心.化学药物制剂人体生物利用度和生物等效性研究技术指导原则([H]GCL 2－1).2005.

[2] 国家药品监督管理局.以药动学参数为终点评价指标的化学药物仿制药人体生物等效性研究技术指导原则(2016 年第 61 号).2016.

[3] 国家药典委员会.中华人民共和国药典.四部.北京:中国医药科技出版社,2020:460－466.

[4] Lawrence X. Yu, Bing V. Li. FDA 生物等效性标准.姚立新译.北京大学医学出版社,2017.

[5] Food and Drug Administration. Bioequivalent Studies and Pharmacokinetic Endpoints for Drugs Submitted under an abbreviated new drug application (FDA － 2013 － D － 1464). 2003.

[6] European Medicines Agency. Guideline on the Investigation of Bioequivalence. https://www. gmp-compliance. org/guidelines/gmp-guideline/guideline-on-the-investigation-of-bioequivalence[2020－09－21].

[7] 王兴河.药物早期临床试验.北京:科学技术出版社,2018:131－132.

[8] 徐毛迪,吴子静,谢海棠.窄治疗指数药物的生物等效性评价进展.中国临床药理学与治疗学,2017,22(11):1201－1206.

［9］ 李自强,黄宇虹,王保和,等.FDA,EMA 和 CFDA 关于高变异性药物生物等效性研究指南比较.中国新药杂志,2017,26(1)：7-13.

［10］ 国家药品审评中心.关于再审化学仿制药参比制剂有关事宜的通知.http://www.cde.org.cn/news.do?method=largeInfo&id=921fc50f3b139672[2020-09-21].

［11］ 国家药品监督管理局药品审评中心.关于生物等效性试验参比制剂的选择.CDE 电子刊物,http://www.cde.org.cn/dzkw.do? method=largePage&id=8882f13f5c571102[2020-07-21].

［12］ 国家食品药品监督管理局.普通口服固体制剂参比制剂选择和确定指导原则(2016 年第 61 号).2016.

［13］ Food and Drug Administration. Guidance for industry：bioavailability and bioequivalence studies for orally administered drug products-general considerations. https://www.fda.gov/media/88254/download[2020-07-21].

［14］ 国家药品审评中心.生物利用度和生物等效性试验用药品的处理和保存要求技术指导原则.2012.

［15］ 国家药监局,国家卫生健康委.药物临床试验质量管理规范(2020 年第 57 号).2020.

以药效学为终点的生物等效性试验

BE 试验在新药开发和新药评价过程中发挥着非常重要的作用。通过比较受试药品和参比药品的药代动力学参数的等同性,推断两种产品将产生类似的治疗效果。BA 和 BE 指导原则是评价制剂是否具有等效性的重要评价依据。按照优选顺序,美国 FDA 将评价指标按如下分类:

(1)药代动力学终点指标(pharmacokinetic endpoint)。

(2)药效动力学终点指标(pharmacodynamic endpoint)。

(3)临床终点指标(clinical endpoint)。

(4)体外终点指标(*in vitro* endpoint)。

其中,药代动力学终点指标最为常用,目前通用的评价方法是 *CI* 法,当主要药代动力学参数对数转换后 *GMR* 的 90%*CI* 在 80.00%~125.00%内时,受试药品吸收的速度和程度与参比药品相当,视为生物等效。

但是在实际治疗不同疾病开发的药物中有一些特殊的药物,其只在局部发生作用,几乎不进入体循环或是进入量极少以致难以测定,抑或是进入体循环但同样难以测定其浓度。因此,以药代动力学指标判定 BE 的方法便不再适用。此时找到合适的评价指标来代替药代动力学终点指标是评价这些药物 BE 的有效方法。药效学是药物在生物体内的作用部位的浓度和药理作用或不良反应的关系。药效学研究相比临床终点研究容易开展,重复性高,持续时间短,成本更低。在药代动力学研究或体外研究不适用时,基于药效学终点的研究是 BE 评价的有效补充手段。

第一节　局部作用药物

药物若无须经过全身系统性循环就可到达其作用部位,这类药物被定义为局部作用药物。局部作用药物(图4-1),与通过全身血液循环起效的药物(图4-2)不同,未经血液循环,即可在作用部位起效,血药浓度不一定能够正确地反映药物的药效活性。对于此类药物,需要一些其他的方法进行 BE 的研究。而且,如果药物同时存在全身吸收,进入血液循环的比例增加,可能意味着作用于起效部位的药物会减少,药效降低。

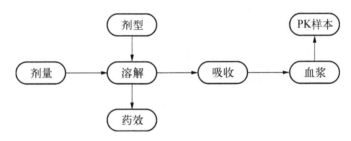

图4-1　局部作用药物药效示意图

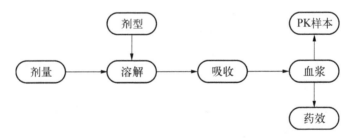

图4-2　全身作用药物药效示意图

例如,胃肠道局部作用药物、皮肤外用药物、喷鼻剂与口腔吸入剂等,均属于局部作用药物。对于许多这类药品,美国 FDA 建议采用疗效指标为临床终点进行 BE 评估和研究。

一、胃肠道局部作用药物的生物等效性试验

对于不在血液吸收而以胃肠道为作用部位的药物,BE 的评价比全身分布的药物更为复杂。由于其全身的暴露量很少甚至于不进入体循环。设计等效

性评价时要比较两种药物在特定部位的递药能力、作用机制、药物的理化性质等。

（一）阿卡波糖

阿卡波糖是一种口服 α-葡萄糖苷酶抑制剂，一种可延缓摄入碳水化合物消化的复合低聚糖，能抑制小肠壁细胞的 α-葡萄糖苷酶活性，从而延缓肠道内寡糖、双糖或多糖的降解，延缓葡萄糖和果糖的降解和吸收，以达到降低餐后血糖的效果。1995 年中国批准采用阿卡波糖片联合饮食方法治疗 2型糖尿病（type 2 diabetes mellitus，T2DM），并在 2002 年批准了其降低糖耐量受损（impaired glucose tolerance，IGT）患者的餐后血浆葡萄糖（post-prandial glucosese，PPG）水平的适应证。其作用靶点在胃肠道，血药浓度与其临床疗效无直接关系。由于阿卡波糖很难在肠道吸收，所以阿卡波糖的血浆浓度不能用于 BE 的评价。基于阿卡波糖特殊的作用机制，2017 年美国 FDA 发布的阿卡波糖 BE 评价的指导原则中，推荐以药效动力学终点作为评价指标进行 BE研究。由于阿卡波糖是降血糖药物，推荐采用血清血糖的变化作为效应指标[1]。

美国 FDA 指导原则中推荐的试验设计方案为随机双交叉设计，清洗期为1 周。并要求在 BE 研究前进行预试验，进行预试验主要是有两个原因：一个是由低到高探索正式试验中阿卡波糖的剂量，另一个是确定正式试验中能获得足够功效的受试者例数。正式试验的剂量应该是与血糖本底水平相比，能产生降血糖药效的最低剂量，这个剂量应该避开阿卡波糖量-效曲线的坪剂量，初始剂量应为制剂的最小规格，如果无效，剂量递增。

1. 效应指标及获取方法

（1）在试验前和试验期间，受试者的饮食和活动要得到严格的控制。受试者的体重范围也应该有所考虑，以避免两种产品的潜在差异可能在病态肥胖者中有所减少。

（2）由于以血清葡萄糖作为药效学终点，因此用于测定血清葡萄糖的方法要经过验证。

（3）建议在给药前测定血清葡萄糖基线值：在禁食一夜后，受试者服用蔗糖水（75 g 蔗糖溶于 150 mL 水中），服蔗糖水后的 0~4 h 进行采血。第二天，阿卡波糖与 75 g 蔗糖同服，采血点与前一天相同。

（4）由于在给予阿卡波糖后血清葡萄糖的最大降幅可能出现在 1 h 内，因此建议在给药后 1 h 内密集采血以获得足够的数据。

（5）阿卡波糖 BE 的评价应基于与基线相比血糖的降低值。主要有两个指标：① 血清葡萄糖浓度降低幅度的最大值（maximum reduction in serum glucose concentration，$\Delta C_{\max}$），即给药前一天和给药当天血糖浓度间的最大差异；② 给药前一天和给药当天血清葡萄糖浓度减少量经药-时曲线下 4 h 内的面积，0~4 h 血糖浓度-时间曲线下面积差值（$AUEC_{0-4\,h}$）$= AUC_{0-4\,h}$（服阿卡波糖前只服蔗糖水）$- AUC_{0-4\,h}$（蔗糖/阿卡波糖同服）。

2. 等效性标准

受试药品和参比药品 $\Delta C_{\max}$ 和 $AUEC_{0-4\,h}$ 均值比的 90% CI 应落在 BE 的 80.00%~125.00% 内。以上为美国 FDA 指导原则的建议方法。同时，国内有多篇文献提到在中国人群服用阿卡波糖片的 BE 研究时不推荐 $AUEC_{0-4\,h}$ 用于等效性评价，因为阿卡波糖片的体内生物转化可能存在种族差异[2,3]。其中在 2012 年，中国药科大学发表了一篇阿卡波糖的 BE 研究，旨在对药效学指标进行探索，其中评价指标为：

（1）服糖与药糖同服的最大血糖浓度差值（$\Delta C_{SG,\,max}$）。

（2）服糖与药糖同服的增加（血糖浓度-时间曲线下面积差值，$AUEC_{0-4h}$）。

（3）服糖或药糖同服的血糖曲线最大值和最小值的差值（GE）。

（4）服糖或药糖同服的血糖曲线在 $0 \sim T_{\max}$ 之间的最大值和最小值的差值（GE'）。

（5）平均稳态血糖浓度（C_{ss}）。

（6）服糖或药糖同服的在平均血糖线之上和之下的 AUC 面积之和（$fAUC$）。

3. 结果显示

除 $\Delta AUC_{0-4\,h}$ 出现 30% 以上的负值导致无法进行计算外，$\Delta C_{SG,\,max}$、GE、GE'、C_{ss} 和 $fAUC$ 的 90% CI 均在 80.00%~125.00% 范围内，符合等效性评价标准。因此，该项研究的研究者认为，受试药品和参比药品是等效的，同时不推荐 $AUEC_{0-4\,h}$ 用于等效性评价，建议使用 $\Delta C_{SG,\,max}$、GE、GE'、C_{ss} 和 $fAUC$ 5 个参数作为等效性评价指标[2]。

2011 年，拜耳公司在德国进行了一项研究，该试验设计采用了三周期交叉设计，分别测定受试者给药前及给药后的血糖和血清胰岛素。主要评价指标为：① 药糖同服和只服糖水最大血糖浓度的比值（$Ratio\ C_{max}$）；② 药糖同服和只服糖水 0~4 h 血糖浓度-时间曲线下面积的比值（$Ratio\ AUC$）。次要评价指标为：① 药糖同服或只服糖水的血糖浓度达峰时间（$GLU\ T_{max}$）；② 药糖同服和只服糖水最大血清胰岛素浓度的差值（ΔC_{max}）；③ 药糖同服和只服糖水 0~4 h 血清胰岛素浓度-时间曲线下面积的差值（ΔAUC_{0-4h}）；④ 药糖同服和只服糖水的胰岛素浓度达峰时间（$ISL\ T_{max}$）。结果显示：$Ratio\ C_{max}$ 和 $Ratio\ AUC$ 经对数转换后 90%CI 均在 80.00%~125.00% 范围内。因此，这两种制剂是等效的[4]。

目前阿卡波糖片人体 BE 试验最大的难点在于寻找合适的等效性评价指标。国内文献提出 $AUEC_{0-4h}$ 不推荐用于等效性评价，同时发现 $AUEC_{0-1h}$、$AUEC_{0-1.5h}$、$AUEC_{0-2h}$ 差异有统计学意义可以进行比较[3]。在阿卡波糖片的 BE 试验设计时可以在预试验时引入多个指标进行考量，探索出适合中国人群的阿卡波糖片人体 BE 试验的评价标准。并在正式试验时加以采用。

（二）奥利司他胶囊

奥利司他（orlistat，商品名：赛尼可®）是由罗氏公司研制的一种胃肠道胰脂酶的抑制剂，能阻止三酰甘油水解为可吸收的游离脂肪酸和单酰基甘油，减少肠腔黏膜对膳食中脂肪（三酰甘油）的吸收，从而减少热量摄入，控制体重。

由于奥利司他几乎没有吸收，传统的以药代动力学终点作为指标判定 BE 并不适用。美国 FDA 于 2010 年发布的奥利司他指导原则草案 *Draft Guidance on Orlista* 选择在稳定状态下 24 h 期间粪便中排出的脂肪量与每日摄入的脂肪量之比率作为药效学终点来评价 BE[5]。研究设计为三交叉多剂量给药，受试药品至少有一个剂量，参比药品有两个剂量。建议采用标准化的饮食，热量中的 30% 来自脂肪。受试者需要食用完。在至少 5 天控制饮食的导入期中不能服用任何药物，之后进行试验，在 3 个周期分别服用的是：① 参比药品 60 mg 每日 3 次；② 参比药品 2×60 mg 每日 3 次或 120 mg 每日 3 次；③ 受试药品 60 mg 每日 3 次和/或 2×60 mg 每日 3 次。每个周期都至少持续 9 天，周期间的洗脱期至少 4 天。粪便样本的持续收集时间需超过给药后的 24 h，收集需要准确。结合 E_{max} 模型的剂量标度法计算相对 BA。90%CI 需在 80%~125% 范围内。

对于像阿卡波糖和奥利司他为代表的仅在胃肠道吸收极少进入体循环的药物，药效学作为等效性评价指标已作为普遍的标准被接受，并且已经在 FDA 有了特定的指导原则进行指导。对于类似药物在没有指导原则的情况下，根据其作用机制找到可以代表药效的指标作为终点,并与监管部门进行沟通的前提下进行方案的设计并予以实施。

二、皮肤外用药的生物等效性试验

皮肤外用药是通过直接应用到皮肤的外表面上而产生其治疗效果的。皮肤具有多层结构,最外层是一个约 10 μm 厚的角质层,向内是一个 100 μm 厚的表皮层,再向内是一个 1 000 μm 的真皮层。根据其性质的不同,药物可作用于皮肤多层结构中的任何一层,但由于药物是敷在皮肤表面最外层上的,因此它需要顺序性地渗过皮肤这一层层的多层结构,无须经过全身吸收就可到达其作用部位[6]。局部皮肤用药可被用于多种治疗领域,包括止痛、麻醉、抗菌、抗炎(非甾体)、抗有丝分裂、抗病毒等。针对不同药物特性和治疗目的,局部皮肤用药可被开发为从溶液到半固体制剂等不同剂型,如霜剂、泡沫、凝胶、乳液、软膏、糊剂、溶液(水相或油相)和喷雾制剂等。通常情况下,局部皮肤用药不被吸收入血,因此其在血液中的暴露量通常极低,不易被检测。因此,基于血液中暴露量的药代动力学研究方法一般并不适用于局部皮肤用药的 BE研究。

目前用于评价 BE 尚有其他 3 类方法:药效学研究方法、临床终点研究方法和体外研究方法。药效学研究方法因只有少数药具有明确、可客观评价的药效学指标,因而适用范围较窄;临床终点研究方法,因为临床终点指标的变异较大,判定等效需要的样本量大,因而需要在大量人群中进行评价;体外研究方法则需要有明确的证据证明体外-体内相关性。

另外,在皮肤局部药物浓度的测定方面,目前有不少新技术和新方法在积极探索和应用之中,如胶带粘贴法(tape stripping method)、皮肤微透析(dermal microdialysis,DMD)技术、开放流动微灌注(open flow microperfusion,OFM)等。

皮质类固醇激素类皮肤外用药

对于皮质类固醇激素药物,其通过渗透,顺序性地作用于皮肤角质层、表皮层和真皮层中的一层或几层起效,无须经过全身吸收就可以到达作用部位。可以利用药效动力学终点来研究其 BE。

1. McKenzie - Stoughton 血管收缩测定法(vasocon-strictor assay,VCA)

VCA 也被称为人体苍白斑试验(humanskin blanching assay,HSBA),是目

前美国 FDA 认可的体内药效学方法[7]。该方法仅限于皮质类固醇激素类药物,其原理是基于局部外用皮质类固醇激素药物作用后,皮肤微血管收缩,产生可见的苍白反应,其程度直接与药物的临床疗效相关。苍白程度可以通过比色计、数字图像分析及肉眼观察等方法进行测量。

依据美国 FDA 指南,用 VCA 进行 BE 研究时,需要先进行预试验,再依据预试验结果设计正式试验。预试验和正式试验均使用 E_{max} 群体模型方法进行数据分析。

$$AUEC = \frac{AUEC_{max} \times D}{ED_{50} + D} \qquad (4-1)$$

式中,$AUEC$ 为药效-时间曲线下面积;$AUEC_{max}$ 为 $AUEC$ 的最大值;D 为给药持续时间(给药时长);ED_{50} 为达到 $AUEC_{max}$ 一半所需要的给药时长。预试验将估计出 ED_{50}、$D1$(较短的剂量持续时间,大约等于 0.5 倍的 ED_{50})和 $D2$(较长的剂量持续时间,大约等于 2 倍的 ED_{50}),$D1 \sim D2$ 是给药时长-效应曲线的敏感给药时长。正式试验将依据这些参数进行,其中从 0 到 $D1$($AUEC_{D1}$)和从 0 到 $D2$ 的 $AUEC$($AUEC_{D2}$)的比值($AUEC_{D2}/AUEC_{D1}$)应该大于 1.25,仅纳入符合该比值要求的受试者进行 BE 评价,不符合该比值要求的受试者数据也需要提交,并进行相应解释。

研究设计如下:

(1)仅使用参比药品目录药物(reference list drug,RLD)进行剂量持续时间-效应研究,并对进行剂量持续时间测定的皮肤部位进行随机化。

(2)在与药物暴露量无关的研究中,剂量持续时间为 0.25~6.0 h 和双臂未处理的对照部位可对给予活性药物的皮肤部位的颜色变化进行校正。因为通常无法获得与 RLD 对应的赋形剂,所以未处理的对照部位是指未处理的皮肤区域,而并不是给予赋形剂的皮肤区域。

(3)在每次涂药并擦除后,用比色计测定外用皮质激素在不同时间段内的药效学效应,而不是在单一时间点进行测定。

(4)应用非线性混合效应模型法或单纯聚集法模拟剂量持续时间-效应数据,以确定群体 ED_{50} 值,它可当作关键性研究中 BE 对比的近似剂量持续时间。

(5)12 例受试者。

（6）对于多个规格已上市的产品，应对高规格剂量的产品进行初步和关键性研究。

该方法的一个重大挑战就是估计 ED_{50} 值，这主要是因为 ED_{50} 值的估计受到研究时间点选择的影响很大，并在低 $AUEC$ 值、短的 ED_{50} 值和可能的双相给药时长-效应曲线等情况时很难估计准确。对于高规格制剂，尽可能早地研究给药时长-效应关系可以改善结果的准确性。低规格制剂的药效指标变异较大，容易产生无意义的 $AUEC$ 和 ED_{50} 值。因此，对于低规格制剂，用更长的给药持续时间有助于准确估计 ED_{50} 值。与临床终点研究方法相比，VCA 更加节省人力和物力，并被广泛接受。唯一需要注意的是该方法仅适用于皮质激素类皮肤用药，其他类药物并不适用于 VCA[8]。

2. 其他研究方法

（1）胶带粘贴法（tape stripping method）也被称为皮肤药代动力学方法（dermatopharmacokinetic method，DPK），是在局部用药及去除药物后的特定时间内，采用胶带连续剥离角质层，从而获得药物在角质层中的浓度数据。该方法假设：① 角质层是药物局部吸收的限速屏障；② 角质层中药物浓度与其下的表皮层中的药物浓度直接相关。

该方法也有弊端，DPK 不足以评价所有皮肤外用制剂的 BE，因为不同皮肤外用制剂可以用来治疗不同皮肤部位的多种疾病。对于非角质层作用靶位及渗透机制不同于角质层扩散（如滤泡吸收等）的药物，并不能反映其治疗有效性；并且 DPK 不适用于疾病状态。并且不同实验室之间的重现性也是问题。

DPK 仅适用于作用靶位为角质层本身的局部外用药物，如抗真菌药、防晒品及抗菌剂等。而对于作用靶位为表皮-真皮的皮肤外用制剂，DPK 是不适用或应用受限的。

（2）皮肤微透析（dermal microdialysis，DMD）技术是一种微创的在体取样技术，通常是在选定部位植入与皮肤表面平行的具有透析作用的探针，透析液持续流动，保持浓度梯度，定时收集透析液，结合高灵敏度的检测仪器，实现内源性和外源性小分子或亲水性化合物在真皮细胞间液和皮下组织内游离浓度的动态检测。

DMD 技术可获得靶部位中药物及其代谢物的游离浓度，给出药物局部转运的直接相关数据，是获得以真皮为作用靶位的皮肤外用制剂的在体研究数据的首选方法。然而,DMD 技术对于水溶性较低(辛醇-水分配系数对数>2.5~3)及易与蛋白质结合的物质,往往需要对灌流液进行优化以改善探针的低回收率,使其应用受到限制。

皮肤外用药的 BA 和 BE 研究相对复杂,并没有一种唯一的、标准的方法能够对其做出全面的评价,如 VCA 也只适用于皮质类固醇激素类皮肤用药。EMA 和美国 FDA 在其发布的针对单一药物的 BE 指南中就有关于局部皮肤用药的内容,可以作为 BE 试验设计的参考。根据药物的理化性质和作用部位选取合适的方法、采取合适的手段,以反应药物在局部的代谢过程,这均需要在设计时加以考虑。

三、喷鼻剂与口腔吸入剂的生物等效性试验

局部作用的喷鼻剂和口腔吸入剂的 BE 研究具有很大的难度,因此,此类仿制药品的研究和开发有一定的局限性。2003 年,美国 FDA 公布了喷鼻剂 BE 的研究指导原则草案,之后批准了几例此类药物。目前,美国 FDA 还没有公布吸入剂类药物,如气雾吸入剂和干粉吸入剂的 BE 的研究指南,但已有几种特定药物吸入剂的等效性指南的草案发布。

(一)喷鼻剂

喷鼻剂分为溶液喷鼻剂和混悬喷鼻剂两类,美国 FDA 曾于 2003 年发布了喷鼻剂 BE 的研究指导原则草案 *Bioavailability and Bioequivalence Studies for Nasal Aerosols and Nasal Sprays for Local Action*,该指导原则草案对局部起作用的鼻腔吸入用溶液剂和混悬剂的仿制药申请(abbreviated new drug application,ANDA)药品有不同的要求[9]。

1. 溶液喷鼻剂

溶液剂是指药物溶解于适宜溶剂中制成的澄清的液体制剂。美国 FDA 认为对该类药品仅要求控制其质(Q1)、量(Q2)、包装及密闭系统,进行体外试验就可基本保证其局部和系统吸收与已上市药品相同。溶液喷鼻剂受试药品与参比药品的 BE 可用以下 6 项体外测试来决定:① 喷鼻剂产品整个使用过程中药物的单次喷出量;② 激光衍射试验所测定的喷出药物雾滴的大小及分布;③ 阶式撞击取样器检测雾粒/雾滴大小分布;④ 喷鼻剂的喷雾模式(如圆形、椭圆形及形状指征数据);⑤ 喷鼻剂喷雾几何学(如锥型射出物的长度、宽

度、喷射所形成的角度);⑥ 填充和再填充试验。

2. 混悬喷鼻剂

混悬剂是指难溶性固体药物分散在液体介质中制成的液体制剂。由于混悬喷鼻剂的雾粒大小分布影响药物吸收速率和程度,目前尚无体外试验方法能充分描述喷鼻剂雾粒大小分布。上述指导原则草案针对鼻腔吸入用混悬剂的 BA 及 BE 研究要求较高,建议进行体外试验和体内试验,而体内试验建议证明无论局部作用还是全身作用(吸收)均与已上市药品生物等效。美国 FDA 对该类药品提出以上建议主要是基于下述考虑:① 由于混悬剂制备成气雾剂或喷雾剂后,雾粒大小分布是影响药物吸收速率和程度的重要因素,目前尚无体外试验方法能充分描述气雾剂或喷雾剂雾粒大小分布的特征,因此需要体内试验来进行 BE 验证;② 局部起作用的鼻腔气雾剂和喷雾剂的 BA 及 BE 研究较为复杂:该类药物不仅有局部吸收,还可有系统吸收(系统吸收可由黏膜局部吸收入血,也可由胃肠道消化吸收入血;局部吸收及系统吸收的药物可能共同影响其局部疗效,血中药物浓度并不与局部药效作用一致;由于系统吸收可能造成全身作用)。因此,该类药品的 BA 及 BE 研究应考虑局部及系统吸收两方面因素。

针对如何进行局部起作用的鼻腔吸入用混悬剂 ANDA 药品(包括气雾剂和喷雾剂)的 BA 及 BE 研究做如下建议:在所研发的药品与已上市药品制剂 Q1、Q2 一致,且其包装及密闭系统与已上市药品具有可比性的前提下:① 如果可以进行药物/药物成分血药浓度检测,则以体外试验+验证局部作用的临床试验+以 BA 方法进行的 BE 研究 3 种方法证明与已上市药品生物等效;② 如果无法检测药物/药物成分的血药浓度,则以体外试验+验证局部作用的临床试验+以药效学方法或验证全身作用的临床试验等方法进行 BE 研究,以证明与已上市药品生物等效。其中体外试验推荐进行以下 7 种方法:① 检测每揿主药含量;② 以激光衍射方法检测雾滴大小分布;③ 用阶式撞击取样器检测雾粒/雾滴大小分布;④ 用显微镜检测雾粒大小分布;⑤ 观测喷雾模式;⑥ 观测喷雾几何学;⑦ 进行填充和再填充试验。

(二) 口腔吸入剂

我国于 2007 年发布的《吸入制剂质量控制研究技术指导原则》将吸入制剂分为气雾剂、喷雾剂和粉雾剂,目前 NMPA 药品审评中心为了给经口吸入制剂仿制药的药学和人体 BE 研究提供技术指导,在 2019 年组织起草了《经口吸入制剂仿制药药学和人体生物等效性研究指导原则(征求意见稿)》[10]。其中叙述由于经口吸入制剂存在其特殊性,此类药品首先被递送到作用部位,而后进入体循环,同时还通过其他部位如口、咽、胃肠道等进入体循环,药代动力学和局部递药等效性之间关系复杂,通常仅采用药代动力学方法评价其与参比药品等效依据尚不充分。

EMA 曾于 2009 年发布《口腔吸入制剂(OIP)的临床文件要求,包括证明用于在成年人中治疗哮喘和慢性阻塞性肺病及青少年和儿童中治疗哮喘的两种吸入剂的治疗等效性》的指导原则[11]。药品同时满足以下标准,可仅进行体外对比研究包括:① 该产品含有相同的活性物质;② 药物剂型完全相同;③ 活性物质以固态形式存在(粉末,悬浮液)(晶型结构和/或多态性的任何差异不应影响溶解度特征、产品性能或气溶胶粒子行为);④ 辅料的任何定性和/或定量差异不应影响产品的性能(如释放剂量的均一性等)、气溶胶粒子行为(如吸湿作用、气流动态和几何学)和/或可能影响患者的吸入行为;⑤ 辅料的定性和/或定量差异不应改变药品的安全性特征;⑥ 为使活性物质充分达到肺部,通过装置吸入的量应相似(在 ±15% 范围内);⑦ 为了使释放的活性物质达到所需的量,应使试验药物和参比药物吸入装置的操作方法相似;⑧ 吸入装置对空气流的阻力应相同(在 ±15% 范围内);⑨ 靶释放剂量应相似(在±15% 范围内)。如果制剂不能满足所有这些等效性标准,则应进行体内试验以证明等效性。

吸入制剂在进行相对 BA 评价时应重点考虑两个因素:① 安全性,吸入制剂的安全性与其给药后的全身暴露量有关,包括进入肺部的药物和通过口咽部进入胃肠道的药物;② 有效性,吸入制剂的有效性与药物在肺部的沉积有关,相对沉积量越大,吸入制剂越有效。因此,在设计评价方法时需选择性地考察药物在肺部的相对沉积量,规避药物在胃肠道的吸收。

1. 肺部沉积

含有相同活性物质的吸入制剂在辅料、装置或气雾剂方面的差异可能会影响肺部沉积,从而对药物有效性和安全性产生临床相关性影响。根据体外数据,如果发现注册申请的新药与参比药物之间不具有等效性,那么证明等效性的另外一种途径就是比较肺部沉积数据。

肺部沉积试验为一项双盲交叉研究,其使用的药物剂量和规格应具有临床相关性(可能取决于体外数据),应在预期患者人群中进行这些研究[11]。

(1)通过药代动力学来研究肺部沉积状况。

虽然通过药代动力学只能从血浆或尿液获取间接数据,但该研究仍具有诸多的优点:① 药代动力学研究易于操作;② 由于无放射性而更加安全;③ 通过药代动力学研究可测得总全身暴露量(用于评价安全性),还能分开进行肺部吸收(用于评价肺部沉积和有效性)和胃肠道吸收的研究;④ 药代动力学研究甚至还可能研究被黏膜纤毛清除的活性物质量。

药代动力学研究的局限性包括:① 不能区分吸入药物在肺部不同区域内的分布;② 在一些情况中,不能测得临床给药剂量下的血浆/尿液浓度;③ 在接近 *LLOQ* 的药物浓度时,所得结果的变异性较大。

用于评价肺部沉积的药代动力学研究必须能够排除胃肠道吸收的活性成分(例如,通过使用炭阻断,其原理为运用活性炭的物理吸附功能阻隔药物经胃肠道吸收,受试者通过给药前后口服活性炭水混悬液防止药物在口咽部及胃肠道的吸收,减弱甚至避免其对体内药物浓度造成的影响),通过药代动力学研究可测定肺部沉积状况,也可以研究全身安全性。在全身安全性研究中,必须在预期患者人群中测定总全身暴露量,因此在该研究中必须测定肺和胃肠道对活性成分的吸收量。

但是当忽略胃肠道对活性物质的吸收量时,进行评价肺部沉积的药代动力学研究也可以充分,评价治疗等效性。以下通过一个实例来进行介绍。

示例 4-1 ┄┼┄

Abdelrahim 等使用活性炭阻隔法对特布他林气雾剂相对 BA 进行考察。12 例志愿者随机分为两组,通过定量压力吸入装置给药,在指定时间收集尿液。试验分为两个阶段。第一阶段:吸入给药,一组吸入特布他林的同时分别于给药前后口服 5 g 活性炭,另一组吸入特布他林。清洗期后更换组别,进行自身对照;第二阶段:口服给药,一组口服特布他林的同时分别于给药前后口服 5 g 活性炭,另一组口服特布他林溶液,清洗期后更换组别,进行自身对照。结果表明,第一阶段吸入特布他林组,0.5 h 尿样中药物含量分别为 6.5 μg(口服活性炭)与 7.4 μg(未口服活性炭),差异无统计学意义,表明 0.5 h 内胃肠道吸收药物很少,可以忽略不计。然而 0.5~24 h 的尿样检测结果,第一阶段尿样中药物含量分别为 65.8 μg

（口服活性炭）与 230 µg（未口服活性炭），表明未口服活性炭组相比，经口咽部进入体内的药物量大，存在药物经胃肠道吸收现象。第二阶段无论是否口服活性炭，0.5 h 尿样检测结果均提示几乎没有药物吸收。第二阶段 0.5~24 h 尿样中药物含量分别为 0 µg（口服活性炭）与 167.7 µg（未口服活性炭）。从数据可以看出：① 口服药物＋口服活性炭组从 0.5 h 到 24 h 收集的尿样中均检测不到药物，可以认为口服活性炭能规避药物经口咽部及胃肠道吸收；② 吸入药物组总暴露量近似等于吸入药物口服活性炭组总暴露量＋口服药物组总暴露量，即肺部暴露量＋胃肠道吸收量（未服用活性炭的吸入制剂组）＝肺部暴露量（服用活性炭的吸入制剂组）＋胃肠道吸收量（纯口服药物组）。故可认为给药后 0.5 h 内，经胃肠道吸收的特布他林的尿液药物浓度微乎其微，可以忽略不计，能够作为衡量吸入制剂肺部沉积的方法。通过活性炭阻隔法成功验证并建立了特布他林吸入剂肺相对 BA 测定方法[12]。

国内起草的《经口吸入制剂仿制药药学和人体生物等效性研究指导原则（征求意见稿）》对于药代动力学研究设计做出了如下的建议[10]：

研究类型：空腹研究。

研究设计：随机、单次给药、交叉设计的人体内研究。

给药剂量：应采用敏感的分析方法在参比药品说明书规定的用法用量范围内，选择足以表征药代动力学特性和现有技术可检测到的最小吸入量。

受试者：健康受试者。

给药方式：① 应制定相关的给药培训方案，对受试者进行培训，确保相对一致的吸气流速和吸气时长；② 吸入药物之后建议进行漱口，不要吞咽，以减少药物在口咽部位的沉积量及后续的吞咽量。

待测物：通常为血浆中的原形药物。

BE：评价指标应提供包括受试药品和参比药品的 AUC_{0-t}、$AUC_{0-\infty}$、C_{max}、几何均值、GMR 及其 $90\% CI$ 等。

生物等效的接受标准：上述药代动力学参数 GMR 的 $90\% CI$ 应在 $80.00\% \sim 125.00\%$ 范围内。

（2）通过成像研究肺部沉积状况。

通过测定肺部不同区段中的放射性来确定两种药品在肺部沉积的区域量,其中可以使用二维闪烁法。在此研究中,应测定全肺药物沉积百分数,以及沉积在肺中央、中间和表面区域、口咽、咬嘴、驱动器和呼气过滤器中的药物比例。如果每个区域放射性的 $90\%CI$ 处于 $80.00\% \sim 125.00\%$ 的范围内,则可认为两种药物具有等效肺部沉积。此外,还必须保证吸入药物的放射标记对沉积特征的影响可以忽略。

2. 药效学研究

国内起草的《经口吸入制剂仿制药药学和人体生物等效性研究指导原则(征求意见稿)》要求,对于支气管扩张剂可进行充分验证的药效学 BE 研究,如单次给药支气管舒张试验或支气管激发试验等。药效学 BE 研究建议预先设定等效性终点,选择剂量应答曲线上陡峭部分的敏感剂量,评价药物有效性方面等效,通常其 GMR 的 $90\%CI$ 应在 $80.00\% \sim 125.00\%$ 范围内。若药代动力学数据无法获得,需进行最大推荐剂量给药的药效学研究,评估安全性。如申请人采用药效学 BE 试验设计,建议事先与监管机构沟通[10]。

(1)吸入支气管扩张剂可以分为 3 类,即短效 β_2 受体激动剂(short-acting beta2 agonist,SABA)、长效 β_2 受体激动剂(long-acting beta2 agonist,LABA)和抗胆碱药。支气管扩张剂的临床研究可按交叉设计方案进行。在方案中必须规定介于这两种疗法之间的清洗期,并予以论证。为了评价任何潜在后遗作用,应在各治疗期开始前进行基线检查,并记录测定结果。

1)SABA:对于 SABA,在评价有效性的等效性时,可以采用单剂量支气管扩张研究或支气管保护研究。这两种类型的研究互相独立,这些试验应该在哮喘患者中进行,以评价气道功能恢复的可逆性。通过测量 1 秒钟用力呼气量(forced expiratory volume in one second,$FEV1$)来评价气道功能的可逆性,即在吸入适当的 SABA 15 min 后,$FEV1$ 变化量$\geq 12\%$和≥ 200 mL,即可认定气道功能可逆。

支气管扩张研究:通过选择适当的主要终点和次要终点,以测定试验药物和参比药物对支气管扩张的作用,来研究治疗有效性的等效性。判定低于最佳控制哮喘患者的标准是根据基线时(在导入期测得)的肺功能、症状水平(包括夜间症状和夜间觉醒)和每日活动和/或每日症状缓解药物的需求量来评估。研究设计中应至少包括两个剂量水平,一般而言,双盲双模拟试验设计应该是可行的。

支气管保护研究：通过进行支气管保护研究，可以评价药物避免支气管受激发时的支气管保护效价，支气管激发分为直接激发和间接激发两种，直接激发可使用乙酰甲胆碱、组胺、乙酰胆碱等，间接激发可使用 AMP 或甘露醇。一般建议在研究设计中进行至少两个剂量水平下的双盲双模拟试验。主要结果变量为使 $FEV1$（PC_{20FEV1} 或 PD_{20FEV1}）下降 20% 时激发药物的激发浓度或激发剂量，必须在达到预期最大药物作用的时间点时测定该变量。

在成人中，支气管扩张研究模型中的主要变量为在单剂量吸入给药后至少 80% 的作用时间内测定支气管扩张（$FEV1AUC$）和在适当时间点的 $FEV1$ 变化；在支气管激发研究中，主要变量为引起 $FEV1$ 下降 20% 的激发剂浓度（PC_{20FEV1}）或引起 $FEV1$ 下降 20% 的激发剂剂量（PD_{20FEV1}）。

在成人中，通过基于单剂量给药后的药代动力学数据（如果可能，这将取决于药物和含量测定质量）测得的等效性，来研究 SABA 的安全性。如果通过药代动力学研究不能获得等效安全性，则必须进行药效学研究以得到安全性数据。然后，对按最大推荐剂量给药的安全性特征进行研究。此时需要记录不良事件和评价矛盾性支气管痉挛、生命体征和测得 QTc 间期的 ECG，并测量实验室参数（包括血钾和血糖）。

2）LABA：为了评价 LABA 有效性方面的等效性，需要进行支气管扩张或支气管保护的单剂量对比研究，这与 SABA 相同。但在研究的设计中，还必须考虑起效时间（达到临床相关获益）、最大应答和 LABA 长期作用。在单剂量研究中应对剂量范围进行探索。为了证明剂量应答，需要对低剂量和高剂量进行评价。

在成人中，支气管扩张研究模型中的主要变量为 $FEV1AUC$ 和 $FEV1$ 的变化；在支气管保护研究中主要变量为 PC_{20FEV1} 或 PD_{20FEV1}。应通过基于单剂量给药后所得的药代动力学数据（如果可能，这将取决于药物和含量测定质量）来研究 LABA 的安全性。如果通过药代动力学研究不能获得等效安全性，则必须要进行药效学研究以得到安全性数据。然后，对按最大推荐剂量给药的安全性特征进行研究。此时需要记录不良事件和评价矛盾性支气管痉挛、记录生命体征和测得 QTc 间期的 ECG，并测量实验室参数（包括血钾和血糖）。

美国 FDA 于 2017 年发布的沙美特罗指导原则草案 *Draft Guidance on Salmeterol Xinafoate* 可以作为试验设计的参考。首先对于沙美特罗干粉吸入剂，美国 FDA 推荐体外和体内研究同时进行，以评价两种产品的等效性[13]。

体内研究包含药代动力学和药效学研究。其中药效学研究的具体如下：

设计：可以是交叉设计或是平行设计，随机、单剂量、安慰剂对照，至少包含 2 周的导入期随后是 1 天的给药日。

剂量：0.05 mg，单剂量给药。

受试者：患有哮喘的男性和非孕女性。

入选标准：

- 男性和没有生育潜力的女性，抑或是可生育但可以坚持正确使用可接受的避孕措施的女性。

- 筛选前 12 个月确诊为哮喘患者。

- 在筛选和研究首日给予支气管扩张药的 $FEV1$ 预计值为 40%～85%。

- 在给予 360 μg 沙丁胺醇吸入剂后 30 min 内 $FEV1$ 可逆性≥15%。

- 在筛选前患者至少在 4 周的慢性哮喘治疗中病情是稳定的。

- 目前不吸烟。

- 在研究期间需要时可以将在用的 SABA 替换成沙丁胺醇吸入剂，并且可以做到在研究访视肺功能评估前 6 h 不使用任何 SABA。

- 在研究导入期和剩余时间内可以中断哮喘药物（吸入皮质类固醇激素和 LABA）。

- 愿意签署知情同意书。

排除标准：

- 威胁生命的哮喘，即需要插管的哮喘发作。

- 除哮喘外的严重的呼吸道疾病。

- 有临床意义的疾病或不适的历史或证据。

- 筛选，导入期或给药日前 4 周有病毒或细菌感染、真菌或寄生虫感染、上下呼吸道感染，以及鼻窦炎或中耳炎感染。

- 对任何 β 受体激动剂（或吸入剂）、鼻内或全身皮质类固醇药物治疗过敏，抑或对乳蛋白、抗交感神经药、肾上腺素受体激动药、干粉吸入剂内赋形剂过敏。

- 在访视前 4 周内接受全身、口腔、肠外或长期皮质类固醇治疗的患者，或停止了维持性口服激素的使用患者。

- 筛选前 4 周内接受 β 受体激动剂、抗心律失常药、抗抑郁药、单胺氧化酶抑制剂、CY P450 3A4 抑制剂、利尿药的患者。

BE 研究终点：$FEV1_{0-12\,h}$曲线下面积。

$FEV1_{0-12\,h}$曲线下面积应该根据基线进行校正。$FEV1$ 测量应该以 ATS 指导原则为准。

$FEV1$ 应在给药前 0 h 和给药后 0.5、1、2、3、4、6、8、10、12 h。

对每个治疗组，到达支气管舒张反映最强的时间（T_{max}）和在每个测量点的 $FEV1$ 都应写入最终报告。

等效判定：主要终点指标的 T/R 的 90%CI 在 80.00%～125.00%范围内。

3）抗胆碱药：短效和长效抗胆碱药在治疗等效性方面的研究与 SABA 和 LABA 相似，但应考虑 β_2 受体激动剂与抗胆碱药的特征差异，特别是在起效时间和作用持续时间方面。在所有支气管激发试验中，激发药物均为胆碱受体激动剂。对于抗胆碱药的安全性研究，均应按通常的方法进行。

4）吸入性糖皮质激素：国内起草的《经口吸入制剂仿制药药学和人体生物等效性研究指导原则（征求意见稿）》要求进行临床终点研究。建议进行随机、双盲、阳性药平行对照的试验设计，证明受试药品非劣效于参比药品。研究人群需代表目标适应证人群，疗效终点根据目标适应证确定，主要疗效终点通常选择肺功能指标，其他疗效指标如急性加重、生活质量或症状、运动能力、缓解用药等，根据试验目的可作为次要终点；根据药物种类和治疗目的确定观察期限[10]。

口腔吸入剂与喷鼻剂的 BE 的研究遵循同样的基本规则，与喷鼻剂不同之处是：溶液型喷鼻剂只需进行体外测试，只有混悬型喷鼻剂才需加入体内测试。而对于气雾吸入剂和干粉状吸入来讲，无论是溶液型还是混悬型，均需进行体内、体外两部分的测试。由于不同剂型的复杂性，在判定等效性时不仅要比较装置和体外实验，以及体内药代动力学和药效学终点。根据不同的药物和剂型，选择合适的方法，并且在试验设计时可参考类似药物的指导原则，如需进行以药效学终点的等效性研究，那么找到合适的药效学指标则更为重要。

第二节　特殊的全身起效药物

除了局部起效的药物可以采用效应指标作为 BE 评价的依据外，还有一些全身起效的药物如果以药代动力学指标评价生物等效也不适用，同样需要采取药效学作为评价指标，如低分子量肝素和干扰素。

一、低分子量肝素的生物等效性试验

低分子量肝素(low molecular weight heparin, LMWH)是临床常用的抗凝抗栓药物之一。低分子量肝素注射液为不同的多糖链分子的混合物,现有分析技术无法对混合物中每一种多聚糖链进行分离、纯化、测序和含量测定;尤其是分子量大于 3 600 Da 的多聚糖链无法进行分析测定,因而低分子量肝素的仿制药无法进行以药代动力学终点的 BE 试验[14]。美国 FDA 发布了依诺肝素钠注射液和达肝素钠注射液两个具体低分子量肝素品种的指南,即 2011 年 10 月发布的 *Draft Guidance on Enoxaparin Sodium*[15] 和 2012 年 9 月发布的 *Draft Guidance on Dalteparin Sodium*[16]。EMA 关于低分子量肝素药物的药效学终点 BE 试验均发布了相关指南,美国 FDA 的两个指南均要求受试药品与参比药品的活性成分相似度要符合以下 5 个指标:① 理化性质等效;② 肝素原料来源和解聚方式等同;③ 二糖结构单元、片段图和低聚糖类序列等同;④ 生物学和生化检测等同;⑤ 人体药效学等效研究。

我国药品审评中心结合国外监管当局的要求对低分子量肝素类产品仿制剂的人体药效学研究进行了规定,于 2013 年 11 月 25 日发布电子刊物《关于仿制的低分子量肝素类产品新增技术的意见》应进行人体药效学等效研究(人体内药效学特征:抗 FXa、抗 FⅡa 活性)。具体如下:① 受试者禁食、单剂量、随机、交叉设计;② 规格:100 mg/1 mL(100 mg/mL);③ 剂量:100 mg 或 1 mg/kg 皮下注射;④ 受试者:健康男性、非孕期妇女、一般健康人群;⑤ 药效学评价指标:血浆抗 FXa、抗 FⅡa 活性,对于这两项评价指标,应当测定峰值效应($anti$-Xa_{max} 和 $anti$-IIa_{max})、药效学曲线下面积($AUEC_{0-t}$ 和 $AUEC_{0-\infty}$)、达峰时间(T_{max})和半衰期($T_{1/2}$);⑥ 等效性评价:基于 $Anti$-Xa 的 $AUEC$ 和 $anti$-Xa_{max},受试药品/参比药品 GMR 的 90%CI 落在 80.00%~125.00% 的等效性范围内。如果参比药品还批准静脉给药方式的,还应进行静脉给药的药效学比较研究。

低分子量肝素药效学等效性研究的采用抗 FXa 和抗 FⅡa 作为终点指标,目前其检测方法的灵敏度、$LLOQ$ 等参数与人体内源性 FXa 及 FⅡa 水平有较大关系,而受昼夜周期和生理性因素的影响,不同人群及同一受试者的内源性 FXa 及 FⅡa 水平可能存在较大范围波动,因此可能会对试验结果产生影响。

二、干扰素的生物等效性试验

干扰素具有抗病毒、抑制细胞增殖、调节免疫及抗肿瘤作用。由于干扰素注射后在血浆中的浓度极低,用酶联免疫法或病毒细胞病变抑制法都难以直接在健康成人血清中直接将其测出。因此,干扰素的药代动力学研究常采用干扰素诱导的抗病毒蛋白 $2',5'$-寡聚腺苷酸合成酶(2'-5' oligoadenylates synthesis,OAS)为检测指标。$2',5'$-OAS 在静止细胞中低水平存在,有干扰素作用时能被强烈诱导,其增强干扰素的抗病毒作用,即它既是干扰素的诱生产物,又是其药效活力的代表。国内的一项复合干扰素人体药代动力学及 BE 的研究中,健康志愿者皮下注射 $1\ \mu g$、$3\ \mu g$ 或 $9\ \mu g$ 参比药品后,由干扰素诱生的 $2',5'$-OAS 曲线下面积呈现与剂量相关的增长,因此认为 $2',5'$-OAS 与试验药的剂量应答关系证明其生物活性[17]。

应用药代动力学法来研究全身性吸收药物的 BE 目前已较为成熟。对于一些无法以血药浓度的药代动力学方法来评价局部作用药物,应针对具体的药物设计不同的方法。对于胃肠道局部作用药物、皮肤外用药物、局部作用喷鼻剂和吸入剂类仿制药来说,其 BE 试验的要求对这类药品的研发具有非常重要的影响。若是以临床效应为指标进行 BE 研究,则效应指标的选择是试验设计的重点,可以根据前期非临床研究的内容选择合适的药效学指标。如低分子量肝素与干扰素一样选择的药效学指标必须能充分反应临床疗效,同时能反应一定的药物作用机制。在有指导原则的前提下,参考其中的内容十分重要。如果没有相应的指导原则,药效学指标的选择应在试验设计初期和药品审评中心进行充分的讨论。

─────────┤ 参考文献 ├─────────

[1] Food and Drug Administration. Guidance on Acarbose. https://www.accessdata.fda.gov/drugsatfda_docs/psg/Accrbose_oral tabled_NDA 20482_find 08-17.pdf[2020-02-16].

[2] Zhang, M, Yang J, Tao L, et al. Acarbose bioequivalence: Exploration of new pharmacodynamic parameters. The AAPS Journal, 2012, 14(2): 345-351.

[3] 黄明,张全英,徐凤华,等.以药效学参数为终点指标评价中国人群阿卡波糖片人体生物等效性.中国药学杂志,2019, 54(16): 1323-1327.

[4] Bayer Healthcare. Clinical study synopsis[EB/OL]. Germany: Bayer Healthcare. 2011-

07 - 27. http://trialfinder. bayerscheringpharma. de/html/pdf/15624 _ Study _ Synopsis _ CTP.pdf[2020 - 02 - 22].

［5］Food and Drug Administration. Draft guidance on orlistat. https://www.accessdata.fda.gov/ drugsatfda_docs/psg/Orlistat_cap_21887_20766_RC2 - 10.pdf[2020 - 02 - 27].

［6］李冰,余煊强.特殊生物等效性评价方法介绍.中国处方药,2009, 82(1): 51 - 53.

［7］Food and Drug Administration. Topical dermatologic corticosteroids: *In Vivo* bioequivalence. 1997.

［8］李丽,杨进波.局部皮肤用药的生物等效性研究进展.中国临床药理学杂志,2016, 32 (24): 2337 - 2340.

［9］Food and Drug Administration. Guidance for industry: Bioavailability and bioequivalence studies for nasal aerosols and nasal sprays for local action (FDA - 199 - D - 0050). 2003.

［10］国家药品监督管理局.经口吸入制剂仿制药药学和人体生物等效性研究指导原则-征求意见稿.http://www.cde.org.cn/attachmentout.do?mothed = list&id = 220d236054c92ca7 [2020 - 02 - 24].

［11］European Medicines Agency. Guideline on the requirements for clinical documentation for orally inhaled products (OIP) including the requirements for demonstration of therapeutic equivalence between two inhaled products for use in the treatment of asthma and chronic obsructive pulmonary disease (COPD) in adults and for use in the treatment of asthma in children and adolescents (CPMP/EWP/415100 Rev.1). 2009.

［12］Abdelrahim, M E, Assi K H, Chrystyn H. Relative bioavailability of terbutaline to the lung following inhalation, using urinary excretion. British Journal of Clinical Pharmacology, 2011, 71(4): 608 - 610.

［13］Food and Drug Administration. Draft guidance on salmeterol xinafoate. https://www. accessdata. fda. gov/drugsatfda _ docs/psg/Salmeterol xinafoate _ inhalation powder _ NDA 020692_RC10 - 17.pdf[2020 - 02 - 24].

［14］陈立勋,李丽,韩鸿璨,等.低分子量肝素注射液人体药效学生物等效性研究一般考虑.中国临床药理学杂志,2018. 34(23): 2791 - 2795.

［15］Food and Drug Administration. Draft guidance on enoxaparin sodium. https://www. accessdata.fda.gov/drugsatfda_docs/psg/Enoxaparin_Inj_20164_RC10 - 11.pdf[2020 - 02 - 23].

［16］Food and Drug Administration. Draft guidance on dalteparin sodium. Draft Guidance on Dalteparin Sodium. https://www.accessdata.fda.gov/drugsatfda_docs/psg/Dalteparin_Inj_ 20287_RC09 - 12.pdf[2020 - 02 - 23].

［17］曾洁萍,余勤,梁茂植,等.高效复合干扰素人体药动学及生物等效性的研究.现代预防医学,2008, 35(5): 982 - 984.

生物等效性研究豁免

人体 BE 试验豁免,又称生物豁免,是指申请人向药品监管机构提供所申请注册的药品或已上市药品的上市后变更,不适宜进行人体 BE 试验或生物等效体外替代试验的相关证明性文件和数据,从而免予证明该药品在体内的 BA 和 BE 的可能性。显然,免除 BE 研究可以显著降低一致性评价的研发成本,减少不必要的健康人群对药物的暴露,节约一致性评价的研究成本和时间,推动一致性评价进程,具有非常重要的经济和社会价值。为此,中国、美国、欧洲、ICH 及 WHO 等均发布了有关 BE 豁免的指导原则。

本章从 BE 研究豁免的理论出发,结合国内外相关指导原则,总结归纳 BE 研究豁免的理论与实践知识。第一节主要介绍基于体外试验证据的 BE 研究豁免的药学评价方法;由于国内有关生物豁免的指导原则大多是基于 BCS,第二节为本章重点内容,主要介绍 BCS、分类方法及基于分类系统的 BE 研究豁免相关事项。期望本章知识内容能够为仿制药质量与疗效一致性评价工作带来有效帮助。

第一节 基于体外试验证据的生物
等效性研究豁免

某些药物是通过体外检测数据而非体内试验数据测定 BA 或证明 BE 的。国家食品药品监督管理总局发布的《以药动学参数为终点评价指标的化学药物仿制药人体生物等效性研究技术指导原则》及美国 *Code of Federal Regulations* 第 21 编 320.22 部(21 CFR 320.22)对基于体外试验证据的 BE 研究豁免都有相关描述[1,2],指出对于多规格口服固体制剂(如常释制剂:片剂和胶囊;调释制剂:肠溶片、缓释片剂、缓释胶囊等),在试验规格制剂符合 BE 要求后,可以基于其中某一规格(通常建议为最高规格)的人体 BE 试验结果,采用体外药学评价的方法豁免其他规格人体 BE 研究。拟豁免的各规格与 BE 规格相比其药学评价方法包括:各规格制剂在不同 pH 介质中体外溶出曲线相似及各规格制剂的处方比例相似,其中处方比例相似是指以下两种情况:① 不同规格之间所有活性和非活性组分组成比例相似。② 对于高活性的药物(受试药品在制剂中所占重量比例低)必须满足 3 个条件:不同规格的制剂重量一致(差异不超过 10%);各规格使用相同的非活性组分;规格的变更是通过改变活性组分的用量及一个或多个非活性组分的用量来实现的。

一、体外溶出曲线的比较

一般而言,体外溶出曲线相似是指在整体溶出曲线相似及每一采样时间点溶出度相似,可采用非模型依赖法或模型依赖方法进行溶出曲线的比较[3]。

(一) 非模型依赖法

1. 非模型依赖的相似因子法

采用差异因子 (f_1) 或相似因子 (f_2) 来比较溶出曲线是一种简单的非模型依赖方法。差异因子 (f_1) 法是计算两条溶出曲线在每一时间点的差异(%),是衡量两条曲线相对偏差的参数,计算公式如下:

$$f_1 = \left\{ \left[\sum_{t=1}^{n} (R_t - T_t) \right] \Big/ \left[\sum_{t=1}^{n} R_t \right] \right\} \times 100 \qquad (5-1)$$

式中,n 为取样时间点个数;R_t 为参比药品在 t 时刻的溶出度值;T_t 为受试药品在 t 时刻的溶出度值。

相似因子(f_2)是衡量两条溶出曲线相似度的参数,计算公式如下:

$$f_2 = 50 \log \left\{ \left[1 + \frac{1}{n} \sum_{t=1}^{n} (R_t - T_t)^2 \right]^{-0.5} \times 100 \right\} \qquad (5-2)$$

式中,n 为采样时间点数;R_t 为参比药品在时间点 t 的溶出率;T_t 为受试药品在时间点 t 的溶出率。

体外溶出度特性的检测至少需要使用 12 个剂量来计算溶出曲线,f_1 值越接近 0，f_2 值越接近 100，则认为两条曲线相似。一般情况下，f_1 值小于 15 或 f_2 值高于 50，可认为两条曲线具有相似性，受试药品与参比药品具有等效性。

这种非模型依赖方法最适合于 3~4 个或更多取样点的溶出曲线比较，采用本方法时应满足下列条件：① 应在完全相同的条件下对受试药品和参比药品的溶出曲线进行测定。两条曲线的取样点应相同（如 15、30、45、60 min）。应采用最近生产批产品作为参比药品。② 药物溶出量超过 85% 的取样点不超过 1 个。③ 第一个取样时间点（如 15 min）的溶出量相对标准偏差不得超过 20%，其余取样时间点的溶出量相对标准偏差不得超过 10%。④ 当受试药品和参比药品在 15 min 内的溶出量 ≥85% 时，可以认为两者溶出行为相似，无须进行 f_2 的比较。

2. 非模型依赖多变量 CI 法

对于批内溶出量相对标准偏差大于 15% 的药品，可能更适于采用非模型依赖多变量 CI 方法进行溶出曲线比较。建议按照下列步骤进行：① 测定参比药品溶出量的批间差异，然后以此为依据确定多变量统计矩（multivariate statistical distance，MSD）的相似性限度；② 确定受试药品和参比药品平均溶出量的多变量统计矩；③ 确定受试药品和参比药品实测溶出量多变量统计矩的 90%CI；④ 如果受试药品的 CI 上限小于或等于参比药品的相似性限度，可认为两个批次的样品具有相似性。

（二）模型依赖法

已有一些拟合溶出度曲线的数学模型的报道。采用这些模型比较溶出度曲线，建议采取以下步骤：① 选择最适当的模型比较拟合标准批次、改变前批次和已批准受试批次的溶出曲线，建议采用不多于 3 个参数的模型（如线性模型、二次模型、对数模型、概率模型和威布尔模型）；② 根据各样品的溶出数据绘制溶出曲线并采用最合适的模型拟合；③ 根据参比药品拟合模型的参数变异性，设定相似区间；④ 计算受试药品和参比药品拟合模型参数的 MSD；⑤ 确定受试药品与参比药品间溶出差异的 90%CI；⑥ 比较 CI 与相似性限度。如果 CI 落在相似性限度内，可认为受试药品与参比药品具有相似的溶出曲线。

受试药品生物等效豁免与否，取决于受试药品与参比药品的溶出曲线比较结果及处方组成的相似性，国内外相关 BE 研究豁免指导原则多推荐使用相似因子（f_2）法对溶出曲线进行比较，可详见本章第二节中有关溶出度的测定。

二、各规格制剂的处方比例比较

不同规格之间所有活性和非活性组分组成比例相似包括以下两种情况[4,5]：① 不同规格之间所有活性和非活性组分组成比例完全相同，如表 5-1。② 活性成分和非活性成分非等比例变化，但是非活性成分相对于单剂量处方的比例的变化幅度在《已上市化学药品变更研究的技术指导原则（一）》辅料用量变更中的Ⅱ类变更允许的范围内，此外，上述指导原则未包括的辅料的允许变化幅度：黏合剂±1%；延迟释放制剂和缓释制剂的各类非释药控制性辅料用量变化幅度同普通固体制剂，释药控制性辅料用量变化幅度一般为±10%，且以释药控制性辅料总量为 100%，计算释药控制性辅料比例变化幅度，如表 5-2~表 5-4。

表 5-1　普通片剂 1

规　格	80 mg（拟申请豁免规格）		160 mg（BE 规格）	
组　成	重量(mg)	比例(%)	重量(mg)	比例(%)
受试药品	80	50	160	50
填充剂	65.6	41.0	131.2	41.0
助流剂	1.6	1.0	3.2	1.0
崩解剂	8	5.0	16	5.0
润滑剂	4.8	3.0	9.6	3.0
片芯重量	160	100	320	100

表 5-1 中 160 mg 规格为 BE 规格。拟申请豁免的 80 mg 规格与 BE 规格的所有活性和非活性组分组成比例完全相同，符合"组成比例相似"的第一种情形，结合 BE 规格制剂符合 BE 要求，且各规格制剂在不同 pH 介质中体外溶出曲线相似的前提条件，可以豁免 80 mg 规格的 BE 试验。

表 5-2　普通片剂 2

规　格	10 mg（拟申请豁免规格）		20 mg（BE 规格）	
组　成	重量(mg)	比例(%)	重量(mg)	比例(%)
受试药品	10	4	20	10
填充剂 1	162.5	65	118	59

续　表

组　成	重量(mg)	比例(%)	重量(mg)	比例(%)
填充剂2	60	24	48	24
黏合剂	10	4	8	4
崩解剂	5	2	4	2
润滑剂	2.5	1	2	1
片芯重量	250	100	200	100

表5-2中20 mg规格为BE规格。首先,拟申请豁免的10 mg规格与BE规格相比,不是所有活性和非活性组分组成比例相同,故不属于"不同规格之间所有活性和非活性组分组成比例完全相同"的情形。其次,本品所有规格不属于"高活性药物",且10 mg规格与BE规格的处方中唯一比例不同的填充剂比例变化幅度为65%-59%=6%,小于《已上市化学药品变更研究的技术指导原则(一)》辅料用量变更中的Ⅱ类变更一般允许的范围(±10%),故10 mg规格符合"组成比例相似"的第二种情形,可以豁免BE研究。但如果该药物属于治疗窗窄,或低溶解性及低通透性药物,填充剂用量变更一般允许调整幅度为±5%(w/w),则10 mg规格不可以豁免BE研究。

表5-3　缓释制剂1

规　格	50 mg		150 mg		200 mg (BE 规格)	
组　成	重量(mg)	比例(%)	重量(mg)	比例(%)	重量(mg)	比例(%)
受试药品	50	11.11	150	27.27	200	30.77
填充剂	202	44.89	158	28.73	164	25.23
缓释材料1	112.5	25	137.5	25	162.5	25
缓释材料2	67.5	15	82.5	15	97.5	15
黏合剂	13.5	3	16.5	3	19.5	3
润滑剂	4.5	1	5.5	1	6.5	1
片　重	450	100	550	100	650	100

表5-3中200 mg规格为BE规格。判断其他规格与BE规格的"组成比例相似性"时,首先发现其他规格与BE规格相比,不是所有活性和非活性组分组成比例相同,故不属于"不同规格之间所有活性和非活性组分组成比例完全相同"的情形。其次,150 mg与BE规格的处方中唯一比例不同的填充剂(非

释药控制性辅料)比例变化幅度为 28.73%−25.23%＝3.5%，小于《已上市化学药品变更研究的技术指导原则(一)》辅料用量变更中的Ⅱ类变更允许的范围(±10%)，故 150 mg 规格符合"组成比例相似"的第二种情形，可以豁免 BE 试验；而 50 mg 与 BE 规格的处方中唯一比例不同的填充剂(非释药控制性辅料)比例变化幅度为 44.89%−25.23%＝19.66%，大于《已上市化学药品变更研究的技术指导原则(一)》辅料用量变更中的Ⅱ类变更允许的范围(±10%)，故 50 mg 规格不符合"组成比例相似"的第二种情形，且也不符合"高活性药物"的相关要求，不可以豁免 BE 研究。

表 5 − 4　缓释制剂 2

规　格	150 mg		200 mg (BE 规格)		400 mg	
组　成	重量(mg)	比例(%)	重量(mg)	比例(%)	重量(mg)	比例(%)
受试药品	173	33.27	230	40.21	461	55.41
填充剂	129.5	24.9	102.7	17.95	23	2.76
缓释材料 1	125	24.04	137.5	24.04	200	24.04
缓释材料 2	50	9.62	55	9.62	80	9.62
黏合剂	15	2.88	16.5	2.88	24	2.88
润滑剂	7.5	1.44	8.3	1.45	12	1.44
片　重	520	100	572	100	832	100

表 5 − 4 中 200 mg 规格为 BE 规格。判断其他规格与 BE 规格的"组成比例相似性"时，首先发现其他规格与 BE 规格相比，不是所有活性和非活性组分组成比例相同，故不属于"不同规格之间所有活性和非活性组分组成比例完全相同"的情形。其次，150 mg 与 BE 规格的处方中比例不同的非释药控制性辅料比例变化幅度为(24.9%−17.95%)＋(1.45%−1.44%)＝6.96%，小于《已上市化学药品变更研究的技术指导原则(一)》辅料用量变更中的Ⅱ类变更允许的范围(±10%)，且释药控制性辅料的比例均无变化，故 150 mg 规格符合"组成比例相似"的第二种情形，可以豁免 BE 试验；而 400 mg 与 BE 规格的处方中比例不同的非释药控制性辅料的比例变化幅度为(17.95%−2.76%)＋(1.45%−1.44%)＝15.20%，大于《已上市化学药品变更研究的技术指导原则(一)》辅料用量变更中的Ⅱ类变更允许的范围(±10%)，故 400 mg 规格不符合"组成比例相似"的第二种情形，且也不符合"高活性药物"的相关要求，不可以豁免 BE 研究。

对于高活性药物而言,活性成分的含量在制剂中相对较低的药物(如活性成分的含量在片芯和胶囊内容物的占比<5%[2,4]),不同规格剂型药品的总重保持基本不变(在开展生物试验的药品的总重±10%之内)。除活性成分外的其他成分为非活性组分[2,6],所有规格均使用相同的非活性成分,通过改变活性成分的量和一种或多种非活性成分的量改变规格。当不同规格活性成分和非活性成分非等比例变化时,先计算不同规格的非活性成分相对于单剂量处方的比例,后计算不同规格间的差值[4-7]。当处方中非活性变化种类多于1种时,非活性成分的变化幅度应为各非活性成分变化量的绝对值之和。非活性成分的变化在 SUPSC-IR 和 SUPAC-MR 指南所规定的限度之内,达到并包括第 Ⅱ 级。

第二节　基于生物药剂学分类系统的生物等效性研究豁免

一、生物药剂学分类系统

Amidon 等于 1995 年提出生物药剂学分类系统(biopharmaceutics classification system,BCS)的概念[8],现已成为国际公认的 BCS。

Amidon 等认为,当涉及口服固体常释制剂中的活性药物成分在体内的吸收速率和程度时,BCS 主要考虑以下 3 个关键因素,即药物溶解性(solubility)、肠道渗透性(intestinal permeability)和制剂溶出度(dissolution)。根据菲克第一定律,在单位时间内通过垂直于扩散方向的单位截面积的扩散物质流量(扩散通量,diffusion flux,用 J 表示)与该截面积处的浓度梯度(concentration gradient,用 C 表示)成正比,也就是说 C 越大,J 越大。将此定律用于药物在体内的吸收即可知,药物通过胃肠黏膜表面的浓度越大,其在胃肠道被吸收的就越多。

$$J_w = P_w \times C_w \qquad (5-3)$$

式中,$J_w(x, y, z, t)$ 为在任何时间和位点通过胃肠壁的药物通量(质量/面积/时间);$P_w(x, y, z, t)$ 为胃肠黏膜渗透系数;$C_w(x, y, z, t)$ 为胃肠黏膜表面的药物浓度。上述公式是以药物在复杂的胃肠道处符合漏槽条件(即溶出介质体积大于药物溶解所需体积的 3 倍以上)和 P_w 是有效渗透系数为前提的。

任何时间点的药物吸收速率,即药物从胃肠道减少的速率为

$$吸收速率 = \frac{dm}{dt} = \iint_A P_w C_w dA \qquad (5-4)$$

吸收过程发生于整个胃肠道表面。在 t 时间点的总吸收质量 M 为

$$M(t) = \int_t^0 \iint_A P_w C_w dA \qquad (5-5)$$

P_w 随时间不同而不同、吸收位点不同而不同,如十二指肠、空肠、回肠和结肠的表面形态具有随意性,又如介质环境不同、药物在不同肠壁的转运方式不同等,这些都可能影响药物的渗透性。

基于以上公式,BA 可叙述为:如果 2 种不同的药品含有相同的活性成分且在胃肠壁表面具有相同的浓度-时间曲线,则它们具有相同的吸收速率和程度。BA 还可进一步叙述为:如果 2 种不同的药品在所有的胃肠腔条件下均具有相同的溶出曲线,则它们具有相同的吸收速率和程度。这些叙述是以药品处方中不含有可能会影响药物渗透性和(或)肠道转运的其他成分为前提的。

药品的体内溶出与其在胃肠壁浓度的关系比较复杂,受胃肠道复杂的水动力学和内容物的影响。

$$P_e = P_a P_w / (P_a + P_w) \qquad (5-6)$$

式中,P_e 为有效渗透系数;P_w 为上述讨论的胃肠壁渗透系数;P_a 为表观渗透系数。

根据 BCS,药品被分为 4 类,见表 5-5。

表 5-5 生物药剂学分类

生物药剂学分类	溶解性	渗透性
I	高	高
II	低	高
III	高	低
IV	低	低

基于 BCS,NMPA、美国 FDA、EMA、WHO 制定的 BE 研究豁免指导原则与 ICH 是一脉相承的,申请豁免的剂型均为口服固体常释制剂,而且对于 BCS I

类和Ⅲ类的药物,均建议只要处方中的其他辅料成分不显著影响口服固体常释制剂中活性药物成分的吸收,就可申请生物豁免[9~14]。表5-6给出了多个监管机构基于BCS的BE研究豁免现状。

表5-6　NMPA、FDA、EMA、WHO和ICH基于BCS的BE研究豁免现状

	生物药剂学 分类	NMPA (2016年)	FDA (2017年)	EMA (2010年)	WHO (2006年)	ICH (2018年)
是否准予BE	Ⅰ	是	是	是	是	是
	Ⅱ	否	否	否	是	否
	Ⅲ	是	是	是	是	是
	Ⅳ	否	否	否	否	否

二、生物药剂学分类系统的分类方法

BCS是按照药物的水溶性和肠道渗透性对其进行分类的一个科学架构,其分类方法的依据主要有:药物溶解性、肠道渗透性和制剂溶出度。

(一)药物溶解性

决定药物的BCS分类首先是测定受试药品在生理pH条件下的平衡溶解度。受试药品pH-溶解性曲线的测定应该在37℃±1℃,pH 1.0~pH 6.8的水溶性介质中测定,该曲线上应评估足够数量的pH条件,其测定点的选择可以参考待测制剂的解离常数,包括pKa、$pKa+1$、$pKa-1$,以及1.0和6.8这几个点。应确定离子化和非离子化的化合物足够数量的pH条件。测定溶解度时每个pH条件至少要平行测定3次,为保证溶解度数据的准确可靠,可能还需要更多次的重复测定。可采用特定的标准缓冲溶液作为溶剂,测定药物的溶解度。如果特定的标准缓冲溶液对药物的理化性质有影响,也可以使用其他的缓冲介质。当受试药品加入作为溶剂的缓冲溶液中,此时溶剂的pH需要进行验证。预测药物平衡溶解度的方法,除了传统的摇瓶法,也可以使用酸碱滴定法及其他方法,但应证明所用方法的合理性,并且有方法学的数据支持。在平衡溶解度研究结束时,还应测量溶液的pH。

在选定的缓冲介质中,应该使用经过验证的含量测定方法测定受试药品的浓度,并能区分受试药品和其降解产物。若观察到受试药品的降解是由缓冲液成分或pH造成的,则也应该提交胃肠道稳定性研究部分的稳定性数据。

根据测量在 pH 1.0~6.8 范围内水溶性缓冲介质中药物溶解的最高剂量来确定药物的溶解度类别。当某种药物的最大剂量能在 pH 1.0~6.8 的范围内、完全溶解在小于 250 mL 的水溶性缓冲介质中,可认为该药物溶解性高。换句话说,最大规格除以 250 应小于或等于在 pH 1.0~6.8 范围内观察到的最低溶解度。除以 250 mL 的量,是因为标准的 BE 研究中受试者用一杯水的量(250 mL)服药。

对于给予的最大单剂量大于最大规格的制剂,可能需要更多的信息。如果以最高单剂量为标准,溶解度分类可能发生变化,则需要覆盖治疗剂量的大剂量范围内额外的药代动力学比例化剂量信息。

（二）肠道渗透性

渗透性分类与受试药品在人体内的吸收程度间接相关(指吸收剂量的分数,而不是全身的 BA),与受试药品在人体肠道黏膜间质量转移速率直接相关,或者也可以考虑其他可以用来预测药物在体内吸收程度的非人体系统(如使用原位动物、体外上皮细胞培养等方法)对渗透性进行分类。当一个口服药物采用质量平衡测定的结果或相对于静脉注射的参照剂量给药后,显示在体内的吸收程度≥85%以上(并且有证据证明药物在胃肠道稳定性良好),则可说明该药物具有高渗透性。

受试药品的渗透性分类可以通过受试者体内试验确定,比如质量平衡或是绝对 BA,也可以通过受试者体内肠道灌注法来测定。另外,也可使用不涉及受试者的方法,包括在合适的动物模型的体内或原位肠道灌注、离体肠道组织的渗透性检测或合适的单层上皮细胞的渗透性测定等。在很多情况下(例如,绝对 BA≥85%;≥85%的药物以原形药的形式从尿液中排出;当有证据表明,在胃肠道稳定且≥85%的药物以母体药和代谢物形式在尿中回收时等),单一的检测方法可能已足够充分。当一个单一的渗透性检测不足以充分说明药物的渗透性类别时,建议采用两种不同的分析方法。当不同实验类型的研究结果存在矛盾时,应考虑用人体数据替代体外或动物数据。

人体内药代动力学研究:

1. 质量平衡研究(mass balance studies)

利用无标记药物、稳定同位素或放射性标记药物进行药代动力学质量平衡研究可证明药物的吸收程度。研究应纳入足够的受试者,为吸收程度的可靠评估提供支持。

当采用质量平衡研究证明高渗透性时,应提供额外的数据证明药物在胃肠道的稳定性,或有≥85%的原形药物从尿液中排出。

2. 绝对 BA 研究(absolute bioavailability studies)

口服的 BA 试验可以用静脉给药作为参考。考虑到数据的变异性,研究中应纳入足够受试者以提供可靠的吸收度估计。当口服药物的绝对 BA≥85%时,则不需要提供更多药物在消化液中的稳定性数据。

3. 肠道通透性研究(intestinal permeability studies)

以下方法可以用来测定胃肠道中药物的渗透性:① 人体体内肠道灌注研究;② 使用合适的动物模型,体内或原位肠道灌注研究;③ 离体人或动物肠道组织的体外渗透性研究;④ 单层人工培养上皮细胞的离体渗透性研究。

体内或原位动物模型,以及体外方法如使用动物或人类单层培养上皮细胞,都适用于被动转运的药物。有些受试药品在人体内观测到的低渗透性可能是由于药物通过膜转运蛋白(如 p-糖蛋白、乳腺癌耐药蛋白、多药耐药相关蛋白)的外排造成。当这些模型中不存在药物外排相关的转运蛋白或表达程度低于人体时,则外排转运药物渗透性分级失误的概率比被动转运药物概率大。

在选定的研究方案中要表征出已知转运蛋白的表达。外排转运的函数表达式可以用双向转运研究技术来说明,即在使用未将外排系统饱和的特定药物或化学物质(如地高辛、长春碱、罗丹明、氨甲蝶呤)时,与细胞膜顶部-基底侧端方向的转运率相比,检测到更高的细胞膜基底测端-顶部方向的转运率(外排率>2)。此时,检测体系中必需的肠道外排置信区间无法确定。相反,对于被动转运的药物来说,要限制非人体的渗透性检测方法。建议动物或体外渗透性试验方法仅用于被动机制转运的受试药品(受试药的外排率<2)。剂量线性或比例化的药代动力学研究,可为评价观察到的药物体外外排的相关性提供有用的信息。例如,在低药物浓度下基底外侧至顶端方向具有较高的转运速率,而在人体内表现出线性药代动力学的药物,使用体外方法相关问题较少。

当基于 BCS 对药物的渗透性进行分类时,如满足下列任一条件,可以很明确地推断出药物转运机制为被动转运:① 在人体内,剂量(如相关的临床剂量范围)和 AUC 表现出线性(药代动力学)关系;② 测量的体内或原位渗透性与采用动物模型时灌注液的初始药物浓度(例如,250 mL 液体中分别溶解 0.01、0.1 和 1 倍最高剂量)无关;③ 使用适当的、已被证明能表达已知转运蛋白的细胞培养方法时,其供体液和转运方向(例如,在给定的药物浓度中,细胞膜基底侧端-顶端方向和细胞膜顶端-基底侧端方向的转运率并无显著统计学上的差异,外排率为 0.5~2)证明测得的体外渗透性与药物的起始浓度(例如,在 250 mL 液体中溶解 0.01,0.1 和 1 倍最高剂量)无关。

为了申请人体 BE 研究豁免而解释一个渗透性检测方法的实用性,应当用足够的模型药物来说明受试者体内的渗透性检测值和药物吸收程度数据的顺序关系。人体内肠道灌注研究,推荐使用 6 种模型药物。动物的体内或原位灌注研究或体外培养细胞研究,推荐 20 种模型药物。考虑到变异性,研究中应使用足够数量的受试者、动物、离体组织样品或单层细胞,以提供可靠的药物渗透性评价(如每组至少 3 个样品)。这个顺序关系应考虑到高、低肠道通透性的受试药品的精确区别。

为了说明一个分析方法的适用性,应该说明模型药物的渗透性:低渗透性(<50%)、中渗透性(50%~84%)和高渗透性(≥85%)。表 5-7 中列出了 NMPA 发布的《人体生物等效性试验豁免指导原则》,用于说明渗透性试验适用性的推荐药物,以供申请者选择,若其他药物有已知的吸收机制和体内药物吸收度的可靠性评价,也可以选择这些药物。

表 5-7 用于说明渗透性试验适用性的推荐药物

渗透性类别	药 物
高渗透性 ($f_a \geq 85\%$)	安替比林、咖啡因、酮洛芬、甲氧萘丙酸、茶碱、美托洛尔、普萘洛尔、卡马西平、苯妥英钠、丙吡胺、米诺地尔
中渗透性 ($f_a = 50\% \sim 84\%$)	氯非那敏、肌酐、特布他林、氢氯噻嗪、卡托普利、呋喃苯胺酸、二甲双胍、阿米洛利、阿替洛尔、雷尼替丁
低渗透性 ($f_a < 50\%$)	法莫替丁、纳多洛尔、舒必利、赖诺普利、无环鸟苷、膦甲酸、甘露醇、氯噻嗪、聚乙二醇 400(polyethylene glycol 400,PEG-400)、依那普利
零渗透性	FITC 标记葡聚糖、PEG-4000、荧光黄、菊粉、乳果糖
外排基质	地高辛、紫杉醇、奎尼丁、长春碱

在阐述了一个分析方法的适用性并完善了同一个研究方案后,所有选择的模型药物后续分类研究中不需重新检测。用一个低渗透率和一个高渗透率的模型药物作为内标替代(如含有被测药物的灌注液或供体液)。这两个内标

是在特定类型灌注技术(如闭环技术)中流体体积标记物之外的(或如 PEG -
4000 一样的零渗透性化合物)。基于与被测药物具有兼容性选择内标物质
(例如,内标物质不应显示出任何显著的物理、化学或渗透性相互作用)。

当无法遵循该原则时,内标物质的渗透性测定应与受试药品一样,使用同
样的受试者、动物、组织或表皮细胞。内标物质的渗透性测试值在不同试验中
不应相差太大,包括在用来证明稳定性的试验中。在体外或原位试验结束时,
应该测定膜中药物的含量。

对于特定条件下的分析方法,建议选择一个和高/低渗透率分级上下限接
近的内标物,用以对被测药物的渗透性进行分类。例如,与选定的高渗透率内
标药物的渗透性相比,当一个被测药物的渗透性检测值与其相同或更高时,则
该药物被认为具有高渗透性。

4. 胃肠道稳定性研究

在测定吸收度时,以尿液的总放射性作为研究对象的质量平衡研究,并没
有考虑药物在被肠道黏膜渗透之前在胃肠液中发生降解的程度。此外,有些
测定渗透性的分析方法可能是基于体内或原位灌注到人和/或动物的胃肠道
中药物的减少或清除。证明药物在胃肠道的流失是发生在肠道黏膜渗透时,
而不是降解反应,将帮助确定药物的渗透性。

药物在胃肠道中的稳定性可以利用在人体内取出的胃液和肠液来证明。
药物溶液应在这些液体中以 37℃ 孵育一段时间,以模拟药物在人体内和该液
体的接触过程。例如,胃液中 1 h,肠液中 3 h,之后应该用已验证的稳定性测
定方法来测定药物浓度,这个操作中药物显著的分解(>5%)可能代表着潜在
的不稳定性。获得人胃肠液一般采用插管法,某些情况下会比较困难,在经过
适当调整后,某些合适的动物模型胃肠液或者模拟液体[例如,《中国药典》
(2020 年版)收录的标准胃液和肠液[15]]也可以作为替代使用。

(三) 制剂溶出度

采用《中国药典》(2020 年版)附录通则(0931)[15]的方法 1(篮法),转速
为 100 r/min;或是方法 2(桨法),转速为 50 r/min 或 75 r/min,溶出介质体积
为 500 mL(或更少),溶出介质:① 0.1 mol/L HCl 或是不含酶的模拟胃液;
② pH 4.5 缓冲介质;③ pH 6.8 缓冲介质或是不含酶的模拟肠液。有明胶包衣
的胶囊和片剂,则可以采用加酶的人工肠液和胃液。

溶出仪应满足相关技术要求,并通过机械验证及性能验证试验。溶出装置的选择(篮法或桨法)应根据产品体外溶出和体内药代动力学数据的对比而确定。篮法通常适用于胶囊剂和易于漂浮的产品,桨法通常适用于片剂。对于某些片剂,在溶出时可能因为片剂崩解后沉在溶出杯底部而造成溶出减慢,在这种情况下篮法可能要优于桨法。如果溶出测定条件为了更好地反映产品在体内的快速溶出而需要调整(如使用与上述不同的搅拌转速),这样的调整需要比较体外溶出和体内吸收数据(如使用单一水溶液作为对照品的相对 BA 研究),以证明其合理性。

BE 豁免试验至少需要 12 个单剂量产品进行支持评估。需要取足够多的时间点进行溶出曲线的绘制(如 5、10、15、20 和 30 min)。

当对受试药品和参比药品的溶出曲线相似性比较时,国内外相关 BE 研究豁免指导原则多推荐使用相似因子 (f_2) 法。相似因子是误差平方和的倒数平方根的对数变换,是两个曲线之间溶出百分率的相似性的表征,计算公式:

$$f_2 = 50\log\left\{\left[1 + \frac{1}{n}\sum_{t=1}^{n}(R_t - T_t)^2\right]^{-0.5} \times 100\right\} \qquad (5-7)$$

式中,R_t 为 t 时间点的参比药品平均溶出量;T_t 为 t 时间点的受试药品平均溶出量;n 为取样时间点的个数。

当 $f_2 \geqslant 50$ 时,认为两个物质有相似的溶出特性。为了可以使用平均值,则变异系数(CV)在第一个时间点时不应超过 20%,在其他时间点不应超过10%。应注意当使用上述溶出介质时,若受试药品和参比药品均能在 15 min 内溶出标示量的 85% 及以上,则不必再利用 f_2 法比较其相似性,可认为溶出曲线相似。

三、基于 BCS 的生物等效性研究豁免

(一) 基于 BCS 的生物等效性研究目的

1. BCS Ⅰ类的药物

需要证明以下几点:① 药物具有高溶解性;② 药物具有高渗透性;③ 仿制和参比药品均为快速溶出,并且制剂中不含有影响主药成分吸收速率和吸收程度的任何辅料。

2. BCS Ⅲ类的药物

需要证明以下几点:① 药物具有高溶解性;② 仿制和参比药品均具有非常快速的溶出;③ 受试药品和参比药品应处方完全相同,各组成用量相似,当放大生产和上市后变更时,制剂处方也应完全相同。对于上市后变更的有关要求参见《已上市化学药品变更研究的技术指导原则(一)》相关内容。

3. 对于处方相同,活性成分及辅料成相似比例的不同规格同种样品

通常高剂量规格已做过 BE 试验的,低剂量规格可申请免做 BE 试验,有些品种由于安全性等原因,可选择较低剂量规格进行体内 BE 试验,不同品种有所差异,具体选择要求参见 NMPA 发布的《以药动学参数为终点评价指标的化学药物仿制药人体生物等效性研究技术指导原则》相关内容。

(二) 生物等效性研究豁免申请的其他影响因素

当一个口服固体常释制剂申请基于 BCS 的 BE 研究豁免时,应注意以下因素可能影响 BE 研究豁免。

1. 辅料

药用辅料是生产药品和调配处方时的赋形剂和附加剂,是药物制剂的基础材料和重要组成部分,是可能影响药品质量、安全性和有效性的重要成分。辅料的物料性质、功能性质、来源、生产工艺、生物药剂学性质都可能影响制剂性质。辅料对药物的影响方式包括影响药物渗透性与溶解性,影响小肠动力从而影响通过小肠的时间,影响黏液完整性、生理 pH、药物代谢,以及影响转运蛋白功能、改变小肠黏膜表面微观环境等[16-21]。

(1) BCS Ⅰ类药物:辅料有时候可能会影响药物的吸收速率和吸收程度。一般来说,使用 NMPA 已经批准的常释制剂常用辅料,对于 BCS Ⅰ类快速溶出的常释制剂的药物吸收速率和吸收程度不会有影响。为了支持 BE 研究豁免,常释制剂中辅料的用量应该和该辅料在处方中对应的功能保持一致(如润滑剂)。

当使用新的辅料,或非常规地大量使用常释制剂常用辅料,要补充提交该辅料的使用没有影响制剂 BA 的证明资料。可以通过将简单的水溶液作为参比药品来开展 BA 研究。大量使用特定的辅料,如表面活性剂(如聚山梨醇酯80)和甜味剂(如甘露醇或山梨醇),可能会有问题。

(2) BCS Ⅲ类药物:该类药物和 BCS Ⅰ类药物不同,如果想要申请 BE 研

究豁免,必须有更充分的科学依据。BCS Ⅲ类药物制剂必须与参比药品含有相同的辅料组成。这主要是考虑辅料可能对低渗透性药物的吸收影响更显著。因此,受试药品的辅料种类必须与参比药品完全相同,辅料的用量应与参比药品相似或相同。用量上非常相似,包括可允许下列差异:辅料技术等级的变化;辅料的变化,以小于或等于以下百分比范围的总配方百分比(w/w)表示:填充剂(±10%)、淀粉崩解剂(±6%)、其他崩解剂(±2%)、黏结剂(±1%)、钙或硬脂酸镁润滑剂(±0.5%)、其他润滑剂(±2%)、精制滑石粉(±2%)、其他助流剂(±0.2%)、薄膜衣(±2%)。所有辅料变化的累加不应超过10%。

(3)以下列举几种常见的可能影响吸收的辅料。

糖醇类:糖醇类通常用作口服固体制剂中的稀释剂或甜味剂,包括甘露醇、山梨醇、麦芽糖醇、木糖醇和乳糖醇等。大多数糖醇难以吸收,在肠道中存在渗透作用,可以通过在小肠中的渗透势来影响低渗透性药物的吸收,所以此类辅料对低渗透性药物的吸收和 BA 的影响较为显著。研究表明[16],当山梨醇用量从 1.25 g 增加到 2.5 g 和 5 g 时,BCS Ⅲ类药物雷尼替丁 BA 降低了7.2%、25%和45.5%;在美托洛尔溶液或茶碱片中加入山梨醇没有发现该不良作用,表明山梨醇渗透作用相对于对 BCS Ⅰ类药物而言,对 BCS Ⅲ类药物影响更为明显;在甘露醇研究中也观察到类似影响作用。另外,糖醇类辅料还可能通过水通量变化而导致跨膜拖曳效应及改变胃肠道神经免疫激素调控,进而影响对药物体内吸收。同时糖醇类辅料对化合物的肠吸收影响还依赖于化合物的吸收部位和方式。

聚乙二醇(polyethylene glycol,PEG):表面活性剂 PEG 相对分子质量范围广(200~35 000),低相对分子质量(<600)PEG 为液体,通常用于增加水溶性差药物的溶解度和 BA,还可作为增塑剂、溶剂、软膏及栓剂的基质、片剂及胶囊剂的润滑剂等。PEG 不能在肠内被吸收,而通过渗透作用保留流体。PEG 影响药物吸收的机制较复杂,包括稀释、溶解度改变、对肠黏膜直接作用、加速肠道转运时间及与外排转运蛋白 P-gp 具有相互作用从而导致肠渗透性改变等。研究表明[16],不同浓度 PEG-400 对雷尼替丁的小肠吸收具有不同影响作用,且呈现性别差异,这可能与 PEG-400 对小肠转运的渗透作用及其通过抑制 P-gp 外排转运和(或)改变膜流动性而调节肠通透性之间的潜在综合相互作用相关。PEG-4000 的渗透与 BCS Ⅲ类药物阿莫西林的 BA 降低之间存

在线性关系。当在 Caco - 2 细胞系中与 PEG - 400、PEG - 2000 和 PEG - 20000 孵育时,发现罗丹明 123(P - gp 底物)的外排转运显著降低并呈浓度依赖性。

十二烷基硫酸钠(sodium dodecyl dulfate,SDS):SDS 可增加低渗透性药物的渗透性并显示浓度依赖作用。研究表明[17],仿制药阿仑膦酸速释片中(BCS Ⅲ 类药物)添加 SDS 而原研药品中未添加,导致阿仑膦酸 BA 增加 5~6 倍,进而导致生物不等效。4 mg SDS 可使阿司匹林片增加其 BA 超过 5 倍。

聚山梨酯类:聚山梨酯类非离子表面活性剂常作为难溶性药物的增溶剂与乳化剂。有研究表明,聚山梨酯 80 可增加罗丹明 123 在单层 Caco - 2 细胞模型中顶膜-基底膜方向的转运并减少基底膜-顶膜方向的转运。由于聚山梨酯 80 对 P - gp 的抑制作用,聚山梨酯 80 可增加 P - gp 底物,如西咪替丁、环孢素等的表观渗透系数[17]。

泊洛沙姆(poloxamer):泊洛沙姆为聚氧乙烯聚氧丙烯醚嵌段共聚物,分子量为 1 000~7 000,由适量的聚氧丙烯与聚氧乙烯共聚成亲油水平衡值不同的化合物,为一类新型的高分子非离子型表面活性剂,可用作制剂的乳化剂、稳定剂、增溶剂、吸收促进剂、固体分散剂、缓释材料。一方面,泊洛沙姆使肠蠕动变慢,药物在胃肠道中滞留时间增长而使吸收增加,从而能提高口服制剂 BA;另一方面,泊洛沙姆可增加肠壁通透性,促进药物吸收[18]。

卡波姆(carbomer):卡波姆是以非苯溶剂为聚合溶剂的丙烯酸键合烯丙基蔗糖或季戊四醇烯丙醚的高分子聚合物,可以作为口服固体制剂的润湿剂、黏合剂等。有研究发现,0.1% 和 0.2% 卡波姆 934P 对福辛普利(Pept1 转运体高亲和力的底物)空肠的吸收有显著促进作用,0.5% 卡波姆 934P 对福辛普利在十二指肠、空肠和回肠三段肠的吸收都有显著促进作用[20]。

焦磷酸钠(sodium pyrophosphate):焦磷酸钠可用作泡腾剂辅料,使药物产品快速崩解。在雷尼替丁相对 BA 研究中,发现同时给予 1.132 mg(5.1 mmol)焦磷酸钠可显著降低雷尼替丁吸收(AUC 减少 54%)[16]。

2. 前药

前药(prodrugs)的渗透性通常取决于转化药物的机制和(解剖学上的)部位。若药物前体—药物的转化主要表现在肠道黏膜渗透之后,则应测定该药物前体的渗透性。若转化表现在肠道黏膜渗透之前,则应测定该药物的渗透性。药物前体和药物的溶出、pH 溶解度数据也应与之相关。

3. 复方制剂

当口服固体常释复方制剂中各活性组分均为 BCS Ⅰ类药物,可按 BCS Ⅰ类药物要求申请 BE 研究豁免,但应证明各组分之间及各组分与所有辅料之间没有药物代谢动力学相互作用,否则不能申请豁免。当口服固体常释复方制剂中各组分均为 BCS Ⅲ类药物或有 BCS Ⅰ类和 BCS Ⅲ类药物,应按 BCS Ⅲ类药物要求申请 BE 研究豁免,除证明各组分之间无药物代谢动力学相互作用外,还应证明所有辅料为 NMPA 已经批准的常释制剂常用辅料。而 BCS Ⅰ类或Ⅲ类与任何其他 BCS 类药物组成的固定药物的复方,不适用于申请 BE 研究豁免。

(三) 基于 BCS 的生物等效性研究豁免不适用情况

1. 治疗范围狭窄的药品

受治疗药物浓度或药效监控的制约,按狭窄的治疗范围设计的制剂,不适用 BE 研究豁免。因为用药后临床表现与药物生物可利用剂量之间关系极重要。如地高辛、锂制剂、苯妥英钠、茶碱和华法林等抗凝剂。

2. 口腔吸收制剂

由于 BCS 分类是基于胃肠黏膜的渗透和吸收,因此不适用于口腔吸收制剂,如类似舌下片或颊下片的制剂。对于口含片、口腔崩解片等,如果该制剂从口腔吸收也不适用。对于口服溶液、糖浆等溶液剂,如果不含可能显著影响药物吸收或 BA 的辅料,则可以豁免人体 BE 试验。

(四) 申请生物等效性研究豁免应提供的资料

基于 BCS 分类的 BE 研究豁免,原则上,任何关键性数据均应由研究者开展研究证实。尽管 BE 研究豁免相关指导原则规定可由文献资料来为药物高溶解性和渗透性提供支持,但由于文献报道的数据具有某些局限性,不建议研究者采用说明书以外的文献数据作为关键支持资料。药品说明书是药物研究过程中大量试验证实的结果,经过了审评部门的审核,是可供参考的可靠文献数据来源。此外,某些情况下还可参考监管部门公开发布的数据。根据 BCS 分类,参照国内外有关 BE 研究豁免指导原则,在申请药物基于 BCS 分类的 BE 研究豁免前,应从以下几项做好充分准备工作:提供溶解性数据(BCS Ⅰ类和 BCS Ⅲ类)、渗透性数据(BCS Ⅰ类)、试验制剂和参比药品的溶出数据

（BCS Ⅰ 类和 BCS Ⅲ类）及试验制剂和参比药品之间各辅料用量对比（BCS Ⅰ类和 BCS Ⅲ类）等。

1. 高溶解性的数据支持（或文献资料）

（1）测定方法的描述，包括分析方法和缓冲溶液的组成信息。

（2）受试药品的化学结构，分子量、性质（酸、碱、两性或中性）和解离常数（pKa）。

（3）测试结果（平均值、标准偏差、变异系数）以表格的形式汇总，不同 pH 溶液、药物溶解度（如 mg/mL）及溶解最大规格需要的介质体积。

（4）pH -溶解度曲线图。

2. 高渗透性的数据支持（或文献资料）

（1）测定方法的描述，包括分析方法和缓冲溶液的组成。

（2）人体药代动力学研究，包括设计方案和药代动力学数据对应的方法。

（3）对于直接渗透性研究方法，需要说明所用方法的适用性，包括研究方案的描述，受试者、动物和上皮细胞系的选择标准，供体液里的药物浓度，分析方法的描述，计算吸收程度或渗透性的方法等信息。

（4）选择的模型药物清单，应包含以下数据：说明研究方法适用性的人体内吸收度数据（平均值、标准偏差、变异系数），每个模型药物的渗透率值（平均值、标准偏差、变异系数），每个模型药物的渗透性分类，并根据渗透性数据（平均值±标准偏差或 95%CI）给吸收程度按照渗透性分类上下限和所选内标作出标示。支持一个被测受试药品高渗透性的信息包括：被测受试药品的渗透性数据、内标（平均值、标准偏差、变异系数）和稳定性信息，适当的时候包括支持主动转运机制的数据，以及确定被测受试药品的高渗透性的研究方法。

3. 快速、非常快速溶出和曲线相似性的数据支持

（1）测定方法的描述，包括分析方法和缓冲溶液的组成描述，溶出测定使用样品的信息，包括批号、有效期、规格、重量等。

（2）按上述的推荐试验方法，使用 12 个单剂量受试药品和参比药品所得到的溶出数据。应报告独立被测单元在每个规定时间点的标示量溶出百分数。应将平均溶出百分数、溶出范围和变异系数（相对标准偏差）制表。在 3 种溶出介质中的受试药品和参比药品的平均溶出曲线也应作图表示出来。

（3）应提供支持受试药品和参比药品在 3 种溶出介质中的溶出曲线相似性的数据，使用 f_2 法进行判断的结果。

4. 其他

制造方法(如湿法制粒直接压片)中应该包括试验制剂生产工艺的简单描述。最好使用 NMPA 已经批准的常释制剂的常用辅料,应列表呈现所用辅料及其用量和预期功能,应提供试验制剂和参比药品之间各辅料的用量对比。

参考文献

[1] 国家食品药品监督管理局. 以药动学参数为终点评价指标的化学药物仿制药人体生物等效性研究技术指导原则(2016 年第 61 号). 2016.

[2] Food and Drug Administration. Bioavailability and bioequivalence requirements (Code of Federal Regulations 21 320.22). 2019.

[3] 国家药品监督管理局.关于发布普通口服固体制剂溶出度试验技术指导原则和化学药物(原料药和制剂)稳定性研究技术指导原则的通告(2015 年第 3 号).2015.

[4] Food and Drug Administation. Bioavailability studies submitted in NDAs or INDs-general considerations guidance for industry. https://www. fda. gov/media/121311/download [2020 – 06 – 04].

[5] Food and Drug Administation. SUPAC – IR:Immediate – release solid oral dosage forms:Scale-up and post-approval changes:chemistry, manufacturing and controls, in vitro dissolution testing, and in vivo bioequivalence documentation. https://www. fda. gov/media/70949/download [2020 – 06 – 04].

[6] European Medicines Agency. Guidance on the investigation of bioequivalence. https://www.ema. europa. eu/en/documents/scientific-guideline/guideline-investigation-bioequivalence-rev1_en.pdf [2020 – 06 – 04].

[7] Food and Drug Administation. SUPAC – MR:Modified release solid oral dosage forms:Scale-up and post-approval changes:Chemistry, manufacturing, and controls, *in vitro* dissolution testing, and *in vivo* bioequivalence documentation. https://www. fda. gov/media/70956/download [2020 – 06 – 04].

[8] Amidon GL, Lennernäs H, Shah VP, et al. A theoretical basis for a biopharmaceutic drug classification:The correlation of in vitro drug product dissolution and in vivo bioavailability. Pharmaceutical Research, 1995, 12(3):413 – 420.

[9] 国家药品食品监督管理局.总局关于发布人体生物等效性试验豁免指导原则的通告(2016 年第 87 号).2016

[10] Food and Drug Administation. Waiver of in vivo bioavailability and bioequivalence studies for immediate-release solid oral dosage forms based on a biopharmaceutics classification system guidance for industry. https://www. fda. gov/media/70963/download [2020 – 06 – 04].

[11] European Medicines Agency. Compilation of individual product-specific guidance on

demonstration of bioequivalence. http://www. ema. europa. eu/docs/en _ GB/document _ library/Scientific_guideline/2015/07/WC500189274.pdf [2020 - 06 - 04].

[12] World Health Organization. Multisource (Generic) pharmaceutical products: Guidelines on registration requirements to establish interchangeability. https://www. who. int/medicines/ areas/quality_safety/quality_assurance/trs1003_annex6.pdf [2020 - 06 - 04].

[13] World Health Organization. Proposal to waive in vivo bioequivalence requirements for WHO Model List of Essential Medicines immediate-release, solid oral dosage forms. https:// www. who. int/medicines/areas/quality_safety/quality_assurance/ProposalWaiveVivo BioequivalenceRequirementsModelListEssentialMedicinesImmediateReleaseSolidOralDosage FormsTRS937Annex8.pdf?ua=1 [2020 - 06 - 04].

[14] International Council for Harmonisation. M9 Biopharmaceutics classification system based biowaivers . https://www. fda. gov/regulatory-information/search-fda-guidance-documents/ m9-biopharmaceutics-classification-system-based-biowaivers[2020 - 06 - 04]

[15] 国家药典委员会. 中华人民共和国药典.四部. 北京: 中国医药科技出版社,2020: 460 - 466.

[16] Chen ML, Sadrieh N, Yu L. Impact of osmotically active excipients on bioavailability and bioequivalence of BCS class III drugs. The AAPS Journal, 2013, 15(4): 1043 - 1050.

[17] Zarmpi P, Flanagan T, Meehan E, et al. Biopharmaceutical aspects and implications of excipient variability in drug product performance. European Journal of Pharmaceutics and Biopharmaceutics, 2017, 111: 1 - 15.

[18] García-Arieta A. Interactions between active pharmaceutical ingredients and excipients affecting bioavailability: Impact on bioequivalence. European Journal of Pharmaceutical Sciences, 2014, 65: 89 - 97.

[19] Yu Y, Lu Y, Zhao X, et al. Intestinal absorption of raltitrexed and evaluation of the effects of absorption enhancers. Pharmazie, 2013, 68(9): 732 - 743.

[20] Gurjar R, Chan CYS, Curley P, et al. Inhibitory effects of commonly used excipients on P-glycoprotein in vitro. Molecular Pharmaceutics, 2018, 15(11): 4835 - 4842.

[21] Moroz E, Matoori S, Leroux J C. Oral delivery of macromolecular drugs: Where we are after almost 100 years of attempts. Advanced Drug Delivery Reviews, 2016, 101: 108 - 121.

第六章

生物等效性研究的统计学要求

　　制剂生物等效的基本原则是 20 世纪 90 年代初确定的,美国、欧盟、日本等国相继制定了各自的指导原则。《中国药典》(2000 年版)首次制定了《药物制剂人体生物利用度和生物等效性试验指导原则》。近年陆续颁布了关于 BE 统计方面的系列指导原则。《中国药典·四部》更新了关于 BE 的指导原则[1],主要是药代动力学参数 $C_{\max}$ 的 GMR 的 90%CI 从 2010 年版的 75.00%~133.00% 收窄为 80.00%~125.00%。2015 年 11 月 27 日,NMPA 颁布了《以药动学参数为终点评价指标的化学药物仿制药人体生物等效性研究技术指导原则》[2];2018 年 10 月 29 日,NMPA 颁布了《生物等效性研究的统计学原则》[3];2018 年 10 月 29 日,NMPA 颁布了《高变异药物生物等效性研究技术指导原则》[4]。这些指导原则的陆续发布,说明了我国制剂工业的技术进步;高变异药物的 BE 指导原则的发布,也表明法规部门制定的统计规定越来越符合临床实际需求。

　　本章以中国已颁布的法规为基础,参考美国和欧盟的相关法规内容,主要从 BE 的研究设计、主要药代动力学参数的数据处理、数据统计及高变异药物与 NTI 药物的 BE 评价来进行详细描述。

第一节　研究设计

一、总体设计

　　BE 研究可采用交叉设计、平行设计与重复设计。

1. 交叉设计

BE 研究一般建议采用交叉设计的方法。交叉设计的优势包括:可以有效减少个体间变异给试验评价带来的偏倚;在样本量相等的情况下,使用交叉设计比平行设计具有更高的检验效能。

2. 平行设计

在平行设计中,每个受试者被随机分配到一个治疗组。这类设计中最简单的形式是双组平行设计。平行设计由于只接受一种治疗,不能区分个体内变异与个体间变异,不常用于 BE 的试验设计。但如药物半衰期较长,长清洗期会增加受试者的脱落率,一般采用平行设计;抑或如在患者中开展等效性研究,出于伦理学考虑,患者不能采用带有清洗期的单剂量、交叉设计,也可以使用平行设计。平行设计因个体间变异给试验带来的影响较交叉设计大,在平行试验设计中,用药组之间所有已知可能影响活性物质药代动力学的因素都应该具有可比性(如年龄、体重、性别、种族、吸烟、快/慢代谢类型)。这是此类试验给出有效结果的基本前提[5]。

3. 重复设计

如果需要准确估计某一制剂的个体内变异,可采用重复设计。在重复设计中,至少一种治疗要被重复,一般来说,周期数要多于治疗数。重复给药应使用同批次的受试药品和参比药品。重复试验设计包括部分重复交叉设计、完全重复交叉设计。

不论应用哪种方法评价 BE,均可使用重复交叉设计,尽管在应用平均和群体 BE 方法时,并非必需的要求。当应用 IBE 方法评价时,重复交叉设计是至关重要的;重复交叉设计可以允许分别估算受试药品和参比药品测量指标的个体内方差及配方和个体的相互作用的方差分量。高变异药物的 BE 统计中使用的参比药品标度的概念也是由 IBE 发展而来,受试者须服用两次参比药品以确定其个体内标准偏差。

二、样本量

试验前需充分估计所需的样本量,以保证足够的检验效能,并在试验方案中详细说明样本量的估计方法和结果。使用 ABE 方法进行 BE 分析时,应基于明确的公式合理估计样本量。不同的设计,对应的样本量估计公式不同。在一项 BE 试验中,《中国药典》规定可评价的受试者数目不应少于 18 名[1]。

　　交叉设计的样本量需考虑的因素包括：① 检验水准 α，通常为双侧 0.1（双单侧 0.05）；② 检验效能 $1-\beta$，通常至少为 80%，检验效能越高，所需样本量越大；③ 个体内变异系数（within-subject coefficient of variation，$CVw\%$），可基于文献报道或预试验结果进行估计，个体内变异越大，所需样本量越大；④ GMR；⑤ 等效性界值。平行组设计的样本量估计可参考一般连续型变量的样本量计算公式[3]。

　　如果使用的分析方法没有明确的样本量计算公式，也可以采用计算机模拟的方法估计样本量。表 6-1~表 6-3 与图 6-1~图 6-3 是基于软件 Pass 15、不同个体内变异系数、不同 GMR 计算的样本量。

表 6-1　2×2 Cross-Over Design 交叉设计的样本量（软件：Pass 15）

检验效能 Power	样本量 （N）	等效性限值		T/R （R1）	个体内变异系数 （CV）	α
		低限	高限			
0.815 2	11	0.800	1.250	0.900	0.10	0.05
0.811 6	22	0.800	1.250	0.900	0.15	0.05
0.805 7	37	0.800	1.250	0.900	0.20	0.05
0.803 6	56	0.800	1.250	0.900	0.25	0.05
0.803 5	79	0.800	1.250	0.900	0.30	0.05
0.802 1	105	0.800	1.250	0.900	0.35	0.05
0.856 0	7	0.800	1.250	0.950	0.10	0.05
0.830 5	12	0.800	1.250	0.950	0.15	0.05
0.813 2	19	0.800	1.250	0.950	0.20	0.05
0.807 4	28	0.800	1.250	0.950	0.25	0.05
0.805 6	39	0.800	1.250	0.950	0.30	0.05
0.807 5	52	0.800	1.250	0.950	0.35	0.05
0.867 6	6	0.800	1.250	1.000	0.10	0.05
0.838 6	10	0.800	1.250	1.000	0.15	0.05
0.833 2	16	0.800	1.250	1.000	0.20	0.05
0.814 6	23	0.800	1.250	1.000	0.25	0.05
0.815 2	32	0.800	1.250	1.000	0.30	0.05
0.810 4	42	0.800	1.250	1.000	0.35	0.05

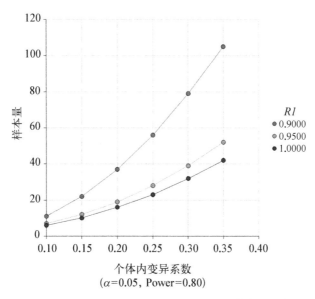

图 6 - 1   2×2 Cross-Over Design 交叉设计的样本量

表 6 - 2   3×2 两制剂、三周期、两序列的样本量(软件：Pass 15)

检验效能 Power	样本量 (N)	等效性限值		T/R (R1)	个体内变异系数 (CV)	α
		低限	高限			
0.803 7	59	0.800	1.250	0.900	0.30	0.05
0.804 3	79	0.800	1.250	0.900	0.35	0.05
0.800 0	100	0.800	1.250	0.900	0.40	0.05
0.802 7	125	0.800	1.250	0.900	0.45	0.05
0.800 1	150	0.800	1.250	0.900	0.50	0.05
0.805 0	29	0.800	1.250	0.950	0.30	0.05
0.809 3	39	0.800	1.250	0.950	0.35	0.05
0.802 7	49	0.800	1.250	0.950	0.40	0.05
0.804 9	61	0.800	1.250	0.950	0.45	0.05
0.801 5	73	0.800	1.250	0.950	0.50	0.05
0.819 3	24	0.800	1.250	1.000	0.30	0.05
0.805 5	31	0.800	1.250	1.000	0.35	0.05
0.811 2	40	0.800	1.250	1.000	0.40	0.05
0.806 2	49	0.800	1.250	1.000	0.45	0.05
0.805 2	59	0.800	1.250	1.000	0.50	0.05

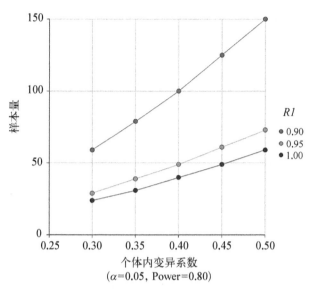

图6-2 3×2两制剂、三周期、两序列的样本量

表6-3 4×2两制剂、四周期、两序列的样本量(软件：Pass 15)

检验效能 Power	样本量 （N）	等效性限值		T/R （R1）	个体内变异系数 （CV）	α
		低限	高限			
0.801 9	43	0.800	1.250	0.900	0.30	0.05
0.805 1	58	0.800	1.250	0.900	0.35	0.05
0.803 4	74	0.800	1.250	0.900	0.40	0.05
0.800 3	91	0.800	1.250	0.900	0.45	0.05
0.800 3	110	0.800	1.250	0.900	0.50	0.05
0.800 9	21	0.800	1.250	0.950	0.30	0.05
0.801 7	28	0.800	1.250	0.950	0.35	0.05
0.804 0	36	0.800	1.250	0.950	0.40	0.05
0.807 7	45	0.800	1.250	0.950	0.45	0.05
0.805 3	54	0.800	1.250	0.950	0.50	0.05
0.803 2	17	0.800	1.250	1.000	0.30	0.05
0.812 6	23	0.800	1.250	1.000	0.35	0.05
0.806 3	29	0.800	1.250	1.000	0.40	0.05
0.807 9	36	0.800	1.250	1.000	0.45	0.05
0.802 7	43	0.800	1.250	1.000	0.50	0.05

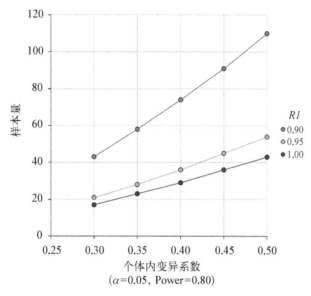

图 6-3　4×2 两制剂、四周期、两序列的样本量

三、受试者脱落

为了避免研究过程中因受试者的脱落导致样本量不足,申请人在进行样本量估计时应考虑适当增加样本量。

在试验中途替换受试者会违反统计学模型假设,并且会使分析变得复杂。所以一般情况下,试验开始后不应再追加受试者。已分配随机号的受试者通常不可以被替代[3]。

四、残留效应

使用交叉设计进行 BE 研究,通过每个受试者自身对照来增加比较的精度,其基本假设是所比较的制剂在下一周期试验时均不存在残留效应,或残留效应相近。如果交叉设计中存在不相等的残留效应,那么对于 GMR 的估计可能有偏。

可以通过检查第二周期给药前血液浓度,来直接确定残留的可能性。如果任何受试者给药前的血液浓度大于该受试者在该周期的 C_{max} 的 5%,则在统计分析中排除该受试者该周期的数据。

研究设计时应避免发生残留效应。如果发现存在残留效应,申请人应当分析产生的潜在原因,提供相应的判断依据,评估其对最终结论的影响[3]。

五、样品采集

通常建议采集血样样品。多数情况下检测血浆或血清中的药物或其代谢物,有时分析全血样品。建议恰当地设定样品采集时间,使其包含吸收、分布、消除相。一般建议每位受试者每个试验周期采集 12~18 个样品,其中包括给药前的样品,避免 C_{max} 成为浓度-时间曲线上的第 1 个点。第 1 个采样点设计在给药后 5~15 min 以内,之后在给药后 1 h 以内采集 2~5 个样品,一般就足以获得药物的峰浓度。对首个样品为 C_{max} 且未采集早期(给药后 5~15 min)样品的受试者数据,一般不纳入整体数据分析。采样时间不短于 3 个末端消除半衰期。根据药物和制剂特性确定样品采集的具体时间,要求应能准确估计最大血药浓度(C_{max})和消除速率常数(λ_z)。末端消除相应至少采集 3~4 个样品以确保准确估算末端斜率。AUC_{0-t} 至少应覆盖 $AUC_{0-\infty}$ 的 80%,但对于任何普通剂型的 BE 试验,无论药物的半衰期多长,采样周期不必长于 72 h。在多剂量试验中,零时样品应该在给药前即刻采样(5 min 之内),整个周期最后一个采样点推荐在标示时间的 10 min 之内,以保证准确测得 AUC_{0-t}[1]。

如果不可能准确测量母体化合物的血浆浓度-时间曲线,或由于机体存在的自稳机制,某些内源性物质如钾离子在一定范围内血浓度相对恒定,血药浓度并不和实际吸收量成正比。例如,氯化钾泡腾片给药后的血钾浓度变化,不能反映钾离子的吸收情况;而是稳定在一个相对窄小的范围内,不会超过正常生理水平上限[6]。对于主要经过肾脏排泄的内源性药物(如钾、枸橼酸),尿中排泄量比血药浓度更准确地反映药物吸收,理应使用尿药动力学参数进行 BE 分析。如用于排除尿液中的结石的药物枸橼酸钾与枸橼酸氢钾钠,使用尿排泄数据代替血浆浓度进行 BE 分析。枸橼酸钾的 BE 试验通过采集受试者用药前后的尿样本,测定尿中枸橼酸和钾的浓度,用 24 h 尿药累积排泄量(Ae_{0-24h}),最大尿药排泄速率(R_{max})进行 BE 评价[7]。枸橼酸氢钾钠的 BE 试验则比较药效学指标①,24 h 尿液钙离子累积排泄量[8]。

如果把尿样作为生物采样液体,则正常的采尿时间应覆盖不少于 3 倍的消除半衰期。与血样采样的情况相似,尿样采集不必超过 72 h。如果要测定

---

① 枸橼酸钾和枸橼酸氢钾都可以治疗尿结石。枸橼酸钾因钾离子含量高,还可以补钾,尿中钾离子含量高,故可以用于直接测定尿液中钾离子与枸橼酸含量。枸橼酸氢钾可以用于测定药效学指标,即尿钙的排泄量。

排泄速率,则在吸收相的采样间隔需要尽可能短[1]。另外,在尿液采样时,为保证受试者有充足的尿样,减小受试者和周期间尿药浓度的差异,患者应较大量且定时定量地饮水,实属必要。为确保试验期间肾功能排泄正常,美国 FDA 建议,在每个尿样采集时间段的中点时间(midpoint)采集血样,测定肌酐浓度[9]。

内源性化合物是指体内产生或饮食中含有的化合物。建议先估算内源性化合物在血中(血浆中)的基线值,再从给药后测得的总血药浓度中减去这一基线值,以此估算自药物释放的药量。因内源性化合物来源不同,BE 研究方法可能有所不同。① 若内源性化合物由机体产生:建议给药前根据药代动力学特征多点测定基线值,从给药后的血药浓度中减去相应的基线值。② 若内源性化合物来源于食物:建议试验前及试验过程中严格控制该化合物来自饮食的摄入。受试者应自试验前即进入研究中心,统一标准化饮食。

有些内源性化合物的基线值可能是周期特异性的,此时建议每个试验周期均采集基线值。若经过基线校正后血药浓度出现负值,则以零计。校正前和校正后的数据应分别进行药代动力学参数计算和统计分析。采用校正后的数据进行 BE 评价[2]。

第二节 数 据 处 理

一、数据集

数据集事先需要在方案中明确定义,包括具体的受试者剔除标准。一般情况下,BE 研究的数据集包括药代动力学浓度集(pharmacokinetics concentration set,PKCS)、药代动力学参数集(pharmacokinetics parameter set,PKPS)、生物等效性集(bioequivalence set,BES)。用于不同药代动力学参数分析的受试者数量可能不同。

PKCS:所有随机化,且接受了研究药物,试验期间至少有 1 个用药后有效的检测成分浓度数据的受试者。

PKPS:所有随机化,且至少接收了研究药物,试验期间至少有 1 个有效药代动力学参数的受试者。在分析集中,根据现有的数据,不同的药代动力学参数可能包含有不同数量的受试者。所有分析的完成都是以"接受给药"为基础,这里不包括虽参加了随机化但没有接受给药的受试者的数据。不纳入 PKPS 者,包括:① 试验过程中发生严重方案偏离且影响药代动力学参数结果者,或无法估测参数者。② 给药前浓度大于 C_{max} 的 5% 的受试者。③ 服用常释制剂的受试者,在 T_{max} 中位数值两倍时间以内发生呕吐;或者服用调释制剂的受试者,在服药后短于说明书规定的服药间隔时间内发生呕吐。④ 试验过程中出现合并用药,且对药代动力学参数有影响者。⑤ 首个样品为 C_{max},且未采集早期(给药后 5~15 min)样品的受试者数据。

BES:通常包括至少 1 个周期,且具有至少 1 个可评价药代动力学参数的统计分析集。本数据集是推断受试药品和参比药品是否生物等效的主要数据集[2]。

二、药代动力学分析

(一)检测血液浓度

使用非房室模型分析计算药代动力学参数,主要的评价指标为: C_{max}、AUC。无须 λ_z 即可估算的药代动力学参数有 C_{max}、AUC_{0-t}、T_{max}、T_{lag}、MRT_{0-t};需 λ_z 才可估算的药代动力学参数有 λ_z、$AUC_{0-\infty}$、$MRT_{0-\infty}$、$t_{1/2}$、V_z/F、CL_z/F、$AUC_{\%Extrap}$;达稳态后还需评价的药代动力学参数: T_{au}、C_{tau}、C_{avg}、$Fluctuation\%$、$Fluctuation\%_{\_Tau}$、CL_{ss}、$Accumulation\ Index$。

C_{max}:药物峰浓度,根据血药浓度-时间实测数据直接获得。

AUC_{0-t}:从 0 时到最后 1 个浓度,可准确测定的样品采集时间 t 的药物浓度-时间曲线下面积,通过梯形法计算。计算 AUC_{0-t} 的方法分别有线性对数梯形法、线性梯形线性插值法、线性上升对数下降法与线性梯形线性/对数插值法。线性梯形规则与对数梯形规则的计算公式如下:

线性梯形规则:

$$AUC\int_{t_1}^{t_2} = \Delta t \times \frac{C_1 + C_2}{2} \qquad (6-1)$$

$$AUMC\int_{t_1}^{t_2} = \Delta t \times \frac{t_1 \times C_1 + t_2 \times C_2}{2} \qquad (6-2)$$

$$\Delta t = t_2 - t_1 \qquad (6-3)$$

$$C^* = C_1 + \left| \frac{t^* - t_1}{t_2 - t_1} \right| (C_2 - C_1) \qquad (6-4)$$

对数梯形规则：

$$AUC\int_{t_1}^{t_2} = \Delta t \frac{C_2 - C_1}{\ln\left(\dfrac{C_2}{C_1}\right)} \qquad (6-5)$$

$$AUMC\int_{t_1}^{t_2} = \Delta t \frac{t_2 \times C_2 - t_1 \times C_1}{\ln\left(\dfrac{C_2}{C_1}\right)} - \Delta t^2 \times \frac{C_2 - C_1}{\ln\left(\dfrac{C_2}{C_1}\right)^2} \qquad (6-6)$$

$$\Delta t = t_2 - t_1$$

$$C^* = \exp\left\{ \ln(C_1) + \left| \frac{t^* - t_1}{t_2 - t_1} \right| \left[\ln(C_2) - \ln(C_1) \right] \right\} \qquad (6-7)$$

1. 线性对数梯形法

这种方法的 AUC_{0-t} 计算是在达到 C_{max} 之前的数据使用线性梯形方法，达到 C_{max} 之后的数据使用对数梯形法。达到 C_{max} 之后的部分面积使用对数插值规则计算；对静脉注射的药物，假如 $C_0 > C_{max}$，C_0 之后的面积，即使用对数插值规则计算；反之，则使用线性梯形规则计算。如果 C_{max} 不是唯一的，则使用第一个最大值。

2. 线性梯形线性插值法

该方法推荐用于药物效应数据。适用于没有缺失值的数据集中的每一对连续点，并用这些面积值的总和来计算 AUC_{0-t}。如果选择的面积部分的端点不在数据集中，则使用线性插值规则插入该端点的浓度值。

3. 线性上升对数下降法

当浓度数据增加时，使用线性梯形公式计算 AUC_{0-t}；当浓度数据减少时，使用对数梯形公式计算 AUC_{0-t}。如果周围的点显示浓度正在增加，则使用线性插值法插入局部区域的点；如果浓度正在减少，则使用对数插值法插入局部区域的点。

4. 线性梯形线性对数插值法

此方法与线性梯形线性插值相同，除非选择的面积部分有不在数据集中的端点。在这种情况下，对数插值规则是用于插入 C_{max} 后的点；对静脉注射的药物,假如 $C_0 > C_{max}$,C_0 之后的面积即使用对数插值规则计算;反之,则使用线性梯形规则计算。如果 C_{max} 不是唯一的,则使用第一个最大值。

$AUC_{0-\infty}$:从 0 时到无限时间(∞)的药物浓度–时间曲线下面积。

$$AUC_{0-\infty} = AUC_{0-t} + C_t / \lambda_z \qquad (6-8)$$

式中,C_t 是最后可测量浓度;λ_z 是消除速率常数。

T_{max}:药物浓度达峰时间,根据血药浓度–时间的实测数据直接获得。对于非稳态数据,考虑整个曲线。如果观测到的最大浓度不是唯一的,则使用第一个最大值。

T_{lag}:第一个可测量的(非零)浓度之前的时间。对于血浆模型,只有血管外给药时才能计算时滞。

λ_z:消除速率常数,使用线性回归方法计算的半对数药–时曲线终末段的斜率。计算 λ_z 可以指定消除相中的数据点,至少是非零浓度的最后 3 个点;也可以选择最佳拟合法。

对估算最适合的 λ_z 值,需使用非零浓度的最后 3 个点对浓度值的自然对数进行 λ_z 回归拟合,然后是最后 4 个点,最后 5 个点,等等。因为要取对数,所以不能包括浓度为零的数据。每次回归,计算一个调整后的 R^2:

$$调整后的\ R^2 = 1 - \frac{(1 - R^2) \times (n - 1)}{(n - 2)} \qquad (6-9)$$

式中,n 是回归中的数据点数;R^2 是相关系数的平方。

最佳拟合法使用最大调整后 R^2 的回归来估计 λ_z:如果调整后 R^2 没有改善,但改善是在最大调整后 R^2 值的 0.000 1 以内,则使用更多的数据点回归计算 λ_z。λ_z 至少需要 3 个数据点来计算,而且 λ_z 必须为负值。

$t_{1/2}$:消除终末端半衰期,按照 $\ln(2) / \lambda_z$ 计算。

MRT_{0-t}:从给药至最后可测量浓度,在体内的平均滞留时间。

对于非输液模型:

$$MRT_{0-t} = \frac{AUMC_{0-t}}{AUC_{0-t}} \qquad (6-10)$$

对于输液模型:

$$MRT_{0-t} = \frac{AUMC_{0-t}}{AUC_{0-t}} - \frac{TI}{2} \qquad (6-11)$$

TI 是输液时间。

$MRT_{0-\infty}$ ：对于非输液模型。

$$MRT_{0-\infty} = \frac{AUMC_{0-\infty}}{AUC_{0-\infty}} \qquad (6-12)$$

对于输液模型：

$$MRT_{0-t} = \frac{AUMC_{0-\infty}}{AUC_{0-\infty}} - \frac{TI}{2} \qquad (6-13)$$

TI 是输液时间。

V_z/F：表观分布容积。

$$V_z/F = \frac{Dose}{\lambda_z \times AUC_{0-\infty}} \qquad (6-14)$$

CL_z/F：表观清除率。

$$CL_z/F = \frac{Dose}{AUC_{0-\infty}} \qquad (6-15)$$

$AUC_{\%Extrap}$：残留面积百分比。

$$AUC_{\%Extrap} = \left[\,(AUC_{0-\infty} - AUC_{0-t})/AUC_{0-\infty}\,\right] \times 100\% \qquad (6-16)$$

T_{au}：稳态的给药间隔(假定相等)。

C_{tau}：给药时间加上 T_{au} 时的浓度。如果输入数据中存在该值,则为实测浓度;否则为预测浓度值。预测浓度的计算方法与缺失终点的计算方法相同(见 AUC_{0-t} 中 C^* 的计算)。

C_{avg}(平均浓度)：

$$C_{avg} = \frac{AUC_{T_{au}}}{T_{au}} \qquad (6-17)$$

$Fluctuation\%$：

$$Fluctuation\% = 100 \times \frac{C_{max} - C_{min}}{C_{avg}} \qquad (6-18)$$

C_{max} 与 C_{min} 为给药间隔中的实测值。

$Fluctuation\%_{\_Tau}$：

$$Fluctuation\%_{\_Tau} = 100 \times \frac{C_{\max} - C_{\text{tau}}}{C_{\text{avg}}} \qquad (6-19)$$

CL_{ss}/F：全身清除率。

$$CL_{ss}/F = \frac{Dose}{AUC_{T_{\text{au}}}} \qquad (6-20)$$

$Accumulation\ Index$：蓄积系数。

$$Accumulation\ Index = \frac{1}{1 - e^{-\lambda z \times \tau}} \qquad (6-21)$$

应该使用实际的采样时间来估计药代动力学参数。在测定单剂量给药后的 BE 试验中，应当测定 AUC_{0-t}、$AUC_{0-\infty}$、$AUC_{\%\text{Extrap}}$、$C_{\max}$ 和 $t_{\max}$。无论交叉设计还是平行设计，均应有足够长的生物样品采集时间，以覆盖药物通过肠道并被吸收的时间段。可分别用 $C_{\max}$ 和适当截取的 AUC 来描述药物浓度的峰值和总暴露量。如对于药物分布和清除个体内变异较小的药物，可用 $AUC_{0-72\,h}$ 来代替 AUC_{0-t} 或 $AUC_{0-\infty}$。但对于药物分布和消除个体内变异较大的药物，则不能采用截取的 AUC 评价 BE[2]。在稳态下测定普通制剂 BE 的试验中，应该测定 $AUC_{0-t,ss}$，$C_{\max,ss}$ 和 $t_{\max,ss}$。

（二）检测尿液浓度

使用非房室模型分析计算药代动力学参数，无须 λ_z 即可估算的药代动力学参数有 T_{lag}、T_{max_Rate}、Max_Rate、$AURC_{0-t}$、V_{UR}、$Amount\_Recovered$、$Percent\_Recovered$；需 λ_z 才可估算的药代动力学参数有 λ_z、$AURC_{0-\infty}$、$t_{1/2}$、$AURC_{\%\text{Extrap}}$。

T_{lag}：有可测（非零）速率的第一个收集间隔之前的收集间隔的中点。所有尿药数据的计算结果。

T_{max_Rate}：最大排泄率的收集间隔的中点时间。如果观察到的最大排泄率不是唯一的，则使用第一个最大值。

$Max_{\_Rate}$：在时间 T_{max_Rate} 观察到的最大排泄率。

$Mid_{\_Pt\_last}$：观察到的最后可测（阳性）排泄率，采集间隔的中点时间。

$AURC_{0-t}$：从给药至 $Mid_{\_Pt\_last}$ 的尿排泄率曲线下的面积。

$AURC_{0-\infty}$：基于最后观察到的排泄率(obs)，或根据最后的中点时间与线性回归所得 λ_z 的预测排泄率(pred)，外推到无穷的尿排泄率曲线下的面积。$AURC_{0-\infty}$ 理论上等于回收量，但由于实验误差会有所不同。

$AURC_{\%Extrap}$：被外推的 $AURC_{0-\infty}$ 的百分比。

V_{UR}：尿液总体积。

Amount_Recovered：累计消除量。

$$Amount\_Recovered = \sum Concentration \times Volume \qquad (6-22)$$

Percent_Recovered：

$$Percent\_Recovered = 100 \times \frac{Amount\_Recovered}{Dose} \qquad (6-23)$$

λ_z：曲线终端(对数线性)的一级速率常数。对中点时间与对数排泄率进行线性回归所得。

$t_{1/2}$：半衰期。

$$t_{1/2} = \ln(2)/\lambda_z \qquad (6-24)$$

三、数据转换

建议对药代动力学参数(如 AUC 和 C_{max})使用自然对数进行数据转换。选择的对数转换方式应在试验过程中保持一致，且需在方案中指明。在 BE 研究中，由于样本量较少，难以确定数据的分布。因此，不建议以对数转换后数据不服从正态分布或原始数据服从正态分布为由，而使用原始数据进行统计分析。

第三节　数　据　统　计

一、统计方法

当在相似的试验条件下，以相同的摩尔剂量(单剂量或多剂量)服用两种药品的活性部分时，如果它们的吸收速率和程度并未表现出显著差异，那么这两种药品就是药学等效或药学替代的,这两种药品也被视为生物等效。在药代动力学参数处理时,通常是假设这些参数(T_{max}除外)符合对数正态分布,即将这些参数取对数转换后,可以用基于正态分布的统计学理论进行数据处理。一个正态分布函数可以用均值($\bar{Y}$)和方差(σ^2)来表示。在实际的 BE 统计分析时,获得的不同个体药代动力学参数的数量是有限的,一般情况下,并不对这些数据是否符合对数正态进行检验。因此,不管药代动力学参数的原始分布如何,都推荐按照对数正态分布进行处理。对数转换后的药代动力学参数符合正态分布,因此,可以用线性混合效应的方法来处理。线性混合效应模型可以分为固定效应和随机效应。

有 3 种比较 BE 的方法:均值、群体和个体。ABE 评价方法是评价受试药品和参比药品的 AUC 和 C_{max} 的平均值(群体几何均数)比率的 90%CI 是否在等效性区间,通常为 80%~125%。ABE 方法只比较观察指标的群体平均水平,不考虑受试药品和参比药品测量指标的方差,也不评估剂型影响个体的相互作用方差。相反,群体 BE 和 IBE 方法包括对测量指标平均值和方差的比较。群体 BE 评价群体间测量指标的总方差。IBE 方法是评价受试药品和参比药品的个体内变异性及剂型影响个体相互作用。在大多数的 BE 研究中,推荐将 ABE 方法用于 BA 测量指标的对比[5]。

BE 数据的统计学分析是基于 BA 测量指标 AUC 和 C_{max} 的对数的统计学模型,这个模型是一个混合效应模型或两级线性模型。统计的总体构架为群体测量指标的函数(ϕ)应不大于给定值(θ),显著性水平通常为 5%。

原假设:H_0:$\phi \leq -\theta$ 或 $\phi \geq \theta$

备择假设 H_1:$-\theta < \phi < \theta$

拒绝原假设 H_0,得到生物等效的结论。Φ 和 θ 的选择随平均 BE、群体 BE 和 IBE 方法而不同。群体和个体方法是基于将受试药品和参比药品间的差异(期望平方差)与服用两次参比药品(记为 R 和 R')的差异间的对比。如果 T 和 R' 间的差异(即 $T-R'$)并不显著大于两次服用参比药品 R 和 R' 间的差异(即 $R-R'$)时,则受试药品(T)被认为是可接受的。在群体生物等效和 IBE 方法中,这种对比被视为与参比药品方差的对比,也被称为参比药品方差标度。

群体 BE 和 IBE 方法允许使用两种标度:参比药品标度和常数标度,而 ABE 方法则仅使用常数标度。参比药品标度意味着所用标准按比例缩放至参比药品变异性,这有效地放宽了变异性较大的药品的 BE 限度[5]。

（一）平均生物等效性方法

ABE 方法主要用于 BE 指标的群体均值比较,要求受试药品和参比药品的差异在一定可接受范围内,通过以下假设检验来进行统计推断。

原假设 H_0：$\overline{Y_T} - \overline{Y_R} \leqslant -\theta$ 或 $\overline{Y_T} - \overline{Y_R} \geqslant \theta$

备择假设 H_1：$-\theta < \overline{Y_T} - \overline{Y_R} < \theta$

其中 $\overline{Y_T}$ 为受试药品对数变换后药代动力学参数总体均数,$\overline{Y_R}$ 为参比药品对数变换后药代动力学参数总体均数,θ 为 BE 界值。在设定的检验水准下,若拒绝原假设 H_0,则表明生物等效。通常设定 $\theta = \ln(1.25)$, $-\theta = \ln(0.8)$,即 BE 要求受试药品和参比药品的 GMR 落在 80.00% ~ 125.00% 范围内。

BE 标准应同时适用于各主要药代动力学参数,包括 C_{max}、AUC_{0-t} 和 $AUC_{0-\infty}$。

通常情况下,如果研究药物包含多个组分,则每个组分均应符合 BE 标准。

当 T_{max} 与药物的临床疗效密切相关时,通常采用配对非参数方法对 T_{max} 进行差异性检验。

通常不建议剔除离群值。必要时需要针对离群值进行敏感性分析,即评价剔除和不剔除离群值对 BE 结果的影响。如果结论不一致,需解释说明并分析原因。

构建 $\overline{Y_T} - \overline{Y_R}$ 的双侧 90% CI 时,需要进行 BE 检验的药代动力学参数包括 C_{max}、AUC_{0-t} 及 $AUC_{0-\infty}$,这 3 个参数通常情况下呈正偏态分布,在经过对数转换后呈正态分布。故首先需要对这 3 个参数进行对数转换。进行对数转换后的参数通过方差分解,获得残差均方 MS。利用上述的残差均方计算估计的标准误,并计算试验制剂与参比药品差值的 90% CI[3]。

$\overline{Y_T} - \overline{Y_R}$ 的双侧 90% CI 的具体构建方法[10]（2×2 交叉设计）如下。

第一步：2×2 交叉设计的方差分析

在严格的 2×2 交叉试验设计中,影响药代动力学参数的效应可以包括：携带效应、受试者(随序列)效应、制剂效应、周期效应和残差。携带效应即第 1 周期给药对第 2 周期给药的影响,是很少发生的。因此,引入一个给药序列效应来代替携带效应。其中受试者随顺序的效应和残差是随机效应,其他效应是固定效应。表示的公式为：对数转换后的药代动力学参数=制剂效应+受试者(随序列)效应+周期效应+携带效应+残差。

对于某一药代动力学参数,如 C_{max}、AUC_{0-t}、$AUC_{0-\infty}$,可用如下公式表示：

$$X_{ijk} = \exp(\mu_h + \pi_k + \nu_i + S_{ij} + e_{ijk}) \tag{6-25}$$

取对数后：

$$Y_{ijk} = \ln X_{ijk} = \mu_h + \pi_k + \nu_i + S_{ij} + e_{ijk} \tag{6-26}$$

其中，μ_h 是制剂效应，如果 $i=k$，$h=R$；如果 $i \neq k$，$h=T$。π_k 是周期效应，$k=1, 2$；ν_i 是序列效应，$i=1, 2$；S_{ij} 是序列 i 中第 j 例受试者的效应，$j=1, 2, \cdots, n_i$，假定其符合均值为 0，个体间方差为 σ_B^2 的正态分布；e_{ijk} 是受试者个体内残差，假定其符合均值为 0，个体内方差为 σ_W^2 的正态分布。

在该模型中，S_{ij} 和 e_{ijk} 是随机效应，且是互相独立的，其他参数是固定效应。

2×2 交叉试验设计的模型中，其参数的表达形式见表 6－4，对应的方差分析见表 6－5。

表 6－4　2×2 交叉设计时的效应叠加情况

序　列	周期 1	周期 2
1 (RT)	$Y_{1j1} = \mu_R + \pi_1 + \nu_1 + s_{1j} + e_{1j1}$ $j = 1, 2, \cdots, n_1$	$Y_{1j2} = \mu_T + \pi_2 + \nu_1 + s_{1j} + e_{1j2}$ $j = 1, 2, \cdots, n_1$
2 (TR)	$Y_{2j1} = \mu_T + \pi_1 + \nu_2 + s_{2j} + e_{2j1}$ $j = 1, 2, \cdots, n_2$	$Y_{2j2} = \mu_R + \pi_2 + \nu_2 + s_{2j} + e_{2j2}$ $j = 1, 2, \cdots, n_2$

表 6－5　2×2 交叉设计方差分析表

变异来源	df	SS	MS	EMS	F － test
个体间					
序列效应	1	SS_{seq}	MS_{seq}	$r(\nu_2 - \nu_1)^2 + 2\sigma_B^2 + \sigma_W^2$	$MS_{\text{seq}} MS_{\text{between}}$
受试者（随序列）	$n_1 + n_2 - 2$	SS_{between}	MS_{between}	$2\sigma_B^2 + \sigma_W^2$	$MS_{\text{between}}/MS_{\text{within}}$
个体内					
制剂效应	1	SS_{form}	MS_{form}	$r(\mu_T - \mu_R)^2 + \sigma_W^2$	$MS_{\text{form}}/MS_{\text{within}}$
周期效应	2	SS_{period}	MS_{period}	$r(\pi_2 - \pi_1)^2 + \sigma_W^2$	$MS_{\text{period}}/MS_{\text{within}}$
残差	$n_1 + n_2 - 2$	SS_{within}	MS_{within}	σ_W^2	
总误差	$2(n_1 + n_2) - 1$				

df：degrees of freedom，自由度；SS：sum of squares，方差和；MS：mean square，均方；$MS = SS/df$；$r = \dfrac{2n_1 n_2}{n_1 + n_2}$；$EMS$：Expected mean square，临界值。

根据方差分析表，

个体内变异的估算为

$$CV_W = \sqrt{\exp(MS_{\text{within}}) - 1} \qquad (6-27)$$

个体间变异的估算为

$$CV_B = \sqrt{\exp\left(\frac{MS_{\text{between}} - MS_{\text{within}}}{2}\right) - 1} \qquad (6-28)$$

第二步：利用上述的残差均方计算估计的标准误，并计算试验制剂与参比药品差值的 90%CI。

$$90\%CI_{\text{低限}} = \exp\left[(\overline{Y_T} - \overline{Y_R}) - t_{\frac{\alpha}{2}, n_1 + n_2 - 2} \times \sqrt{MS_{\text{within}} \times \frac{n_1 + n_2}{2n_1 n_2}}\right]$$

$$(6-29)$$

$$90\%CI_{\text{上限}} = \exp\left[(\overline{Y_T} - \overline{Y_R}) + t_{\frac{\alpha}{2}, n_1 + n_2 - 2} \times \sqrt{MS_{\text{within}} \times \frac{n_1 + n_2}{2n_1 n_2}}\right]$$

$$(6-30)$$

在个体内变异性小于 30% 的情况下，如果这 3 个参数 GMR 的 90%CI 在 $[\theta_1, \theta_2]$ 范围内，则说明具有 BE。此方法等价于在 0.05 的检验水准下进行双单侧假设检验。应根据不同的试验设计选择恰当的 CI 计算方法[10]。

双单侧假设检验时：

$$T_{\ln \theta 1} = \frac{\overline{Y_T} - \overline{Y_R} - \ln \theta_1}{\sqrt{MS_{\text{within}} \times \frac{n_1 + n_2}{2n_1 n_2}}} > t_{\frac{\alpha}{2}, n_1 + n_2 - 2} \qquad (6-31)$$

$$T_{\ln \theta 2} = \frac{\overline{Y_T} - \overline{Y_R} - \ln \theta_2}{\sqrt{MS_{\text{within}} \times \frac{n_1 + n_2}{2n_1 n_2}}} < -t_{\frac{\alpha}{2}, n_1 + n_2 - 2} \qquad (6-32)$$

（二）群体生物等效性方法

群体等效的对比以群体差异率（the population difference ratio, PDR）表示。

PDR 定义为：服用受试药品和参比药品的不同受试者之间的期望平方差和服用两次参比药品（R 和 R'）的不同受试者之间的期望平方差之比。

$$PDR = \frac{\text{不同受试者服用受试药品与参比药品之间的差异}}{\text{不同受试者服用两次参比药品之间的差异}}$$

$$PDR = \sqrt{\frac{E(T-R)^2}{E(R-R')^2}} \qquad (6-33)$$

式中，$E(\cdot)$ 表示某一变量的期望值。

对于两个被认为是群体等效的药品，PDR 应在允许限度内。2001 年，美国 FDA 的指南提出了一种用于群体 BE 标准（population bioequivalence criteria，PBC）的混合标度法。指南建议，如果参比药品的总标准差（σ_{TR}）大于一个具体的总标准差参数（σ_{T0}），则应用参比药品标度法；如果参比药品的总标准差（σ_{TR}）小于或等于一个具体的总标准差参数（σ_{T0}），则应用常数标度法。

具体为

如果 $\sigma_{TR} > \sigma_{T0}$，则使用参比药品标度：

$$\frac{(\overline{Y_T} - \overline{Y_R})^2 + (S_{TT}^2 - S_{TR}^2)}{S_{TR}^2} \leqslant \theta_p \qquad (6-34)$$

如果 $\sigma_{TR} \leqslant \sigma_{T0}$，则使用常数标度：

$$\frac{(\overline{Y_T} - \overline{Y_R})^2 + (S_{TT}^2 - S_{TR}^2)}{\sigma_{T0}^2} \leqslant \theta_p \qquad (6-35)$$

式中，$\overline{Y_T}$ 是对数转换后的受试药品的测量指标的群体均值响应；$\overline{Y_R}$ 是对数转换后的参比药品的测量指标的群体均值响应；S_{TT}^2 是受试药品的总方差（即个体内和个体间方差总和）；S_{TR}^2 是参比药品的总方差（即个体内和个体间方差总和）；σ_{T0}^2 是指定常数总方差；θ_p 为群体生物等效限[5]。也就是说，群体 BE 标准（PBC）也可表示为

$$PBC = \frac{(\overline{Y_T} - \overline{Y_R})^2 + (S_{TT}^2 - S_{TR}^2)}{\max(\sigma_{T0}^2, S_{TR}^2)} \leqslant \theta_p \qquad (6-36)$$

（三）个体生物等效性方法

个体等效的对比以个体差异率（the individual difference ratio, IDR）表示。

IDR 定义为：同一受试者服用受试药品和参比药品之间的期望方差和同一受试者分别服用两次参比药品(R 和 R')之间的期望方差之比。定义如下：

$$IDR = \frac{\text{同一受试者服用受试药品与参比药品之间的差异}}{\text{同一受试者服用两种参比药品}(R \text{ 和 } R')\text{ 的差异}}$$

$$IDR = \sqrt{\frac{E(T-R)^2}{E(R-R')^2}} \qquad (6-37)$$

对于两个被认为具有个体等效的药品而言，*IDR* 应在允许限度内。2001 年美国 FDA 指南提出了一个针对个体 BE 标准(individual bioequivalence criteria, *IBC*)的混合标度法。如果参比药品个体内标准偏差估计值(S_{WR})大于个体内标准偏差的指定常数(σ_{W0})，则该方法使用参比药品标度；如果参比药品个体内标准偏差估计值小于或等于个体内标准偏差的指定常数，则该方法使用常数标度。

具体为：

如果 $S_{WR} > \sigma_{W0}$，则使用参比药品标度：

$$\frac{(\overline{Y_T} - \overline{Y_R})^2 + \sigma_D^2 + (S_{WT}^2 - S_{WR}^2)}{S_{WR}^2} \le \theta_I \qquad (6-38)$$

如果 $S_{WR}\sigma \le_{W0}$，则使用常数标度：

$$\frac{(\overline{Y_T} - \overline{Y_R})^2 + \sigma_D^2 + (S_{WT}^2 - S_{WR}^2)}{\sigma_{W0}^2} \le \theta_I \qquad (6-39)$$

其中，$\overline{Y_T}$ 是对数转换后的受试药品的测量指标的群体均值响应，$\overline{Y_R}$ 是对数转换后的参比药品的测量指标的群体均值响应，σ_D 为配方影响个体相互作用方差分量，S_{WT}^2 是受试药品的个体内方差，S_{WR}^2 是参比药品的个体内方差，σ_{W0}^2 是指定常数个体内方差，θ_I 为个体生物等效限。也就是说，*IBC* 也可表示为

$$IBC = \frac{(\overline{Y_T} - \overline{Y_R})^2 + \sigma_D^2 + (S_{WT}^2 - S_{WR}^2)}{\max(\sigma_{W0}^2, S_{WR}^2)} \le \theta_I \qquad (6-40)$$

对于个体内变异性高的药物($S_{WR} > \sigma_{W0}$)，按比例缩放至参比药品变异性标度将会放宽 BE 限度。因为如果要求个体内变异性高的药物符合平均生

物等效限的 80.00%~125.00%,就需要大量受试者。甚至参比药品也有可能不能通过与自身相比的 ABE[5]。

第四节 高变异药物的生物等效性评价

一、高变异药物

化学药物制剂 BE 评价,通常采用 ABE 方法,等效标准为受试药品与参比药品的主要药代动力学参数(AUC 和 C_{max})GMR 的 90% CI 落在 80.00%~125.00%范围内。

某些药物由于 BA 过低、酸不稳定、吸收前的广泛代谢等原因,导致一个或多个药代动力学参数的个体内变异系数(within-subject coefficient of variation,CV_W%)大于或等于 30%,称为高变异药物(highly variable drug,HVD)。在其他因素不变的情况下,随着个体内变异增加,BE 研究所需受试者数量也会相应增加。对于高变异药物,采用常规样本量和等效性判定标准,有时即使参比药品与自身相比较,也可能出现不能证明其生物等效的情况。图 6-4 显示了两个假定的 BE 研究结果,两种药物的 90% 以不同颜色的条形图来表示。两种药品的 GMR 接近 1.00。浅色条形图所表示的药物的个体内变异性较低,很容

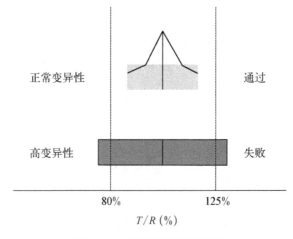

图 6-4 BE 研究的可能结果

易就达到了 BE 限度的要求。深色条形图所代表的药物的个体内变异性高,未能达到 BE 限度的要求。尽管第二种药物(深色条形图)的 GMR(受试药品/参比药品)接近 1.00,设计似乎合理,在体内试验中与参比药品表现一样,但需要增加受试者数量,且有可能增加很大数量才能使其符合 BE 限度[5]。

二、高变异药物的成因

大多数高变异药物属于 BCS Ⅱ类或Ⅳ类药物,BCS Ⅱ类药物具有低溶解性和高渗透性;BCS Ⅳ类药物具有低溶解性和低渗透性。通常情况下,导致药物个体内高变异特征的潜在因素包括但不限于:① 胃肠道 pH、胃肠动力、胃排空、小肠转运和结肠驻留时间等影响 BA 的生理因素;② 药物分布、首过效应代谢、全身代谢和清除等药物固有性质;③ 溶解性等原料药的理化性质;④ 药物溶出等制剂的处方因素;⑤ 饮食等其他因素[4]。因此,高变异药物的 BA普遍较低,BE 测量指标的个体内变异度会超过 30%。如果要将 80.00% ~ 125.00%的 BE 标准强加给高变异药物,则需要使用大样本量的受试者,会增加仿制药研发或创新药的剂型改进成本;但如采取相对小的样本量的受试者(18~40 例),使用 80.00%~125.00%的 BE 限度的双周期交叉设计,那么高变异药物的参比药品可能自身都并非生物等效。

三、高变异药物的研究设计

研究设计的目标为采用科学的方法最大限度地降低 BE 评价的偏倚。

应根据药物特点,综合考虑拟定的统计分析方法、受试者可获得性、残留效应等因素,选择非重复交叉设计、重复交叉设计或平行组设计。

(一) 非重复交叉设计

非重复交叉设计是 BE 研究常采用的标准设计,即两制剂、两周期、两序列、交叉设计。对于高变异药物,由于个体内变异较大,采用此种设计进行 BE研究时,需要适当增加样本量,以满足试验的检验效能。

(二) 重复交叉设计

重复交叉设计可分为三周期部分重复(仅重复使用参比药品)和四周期完全重复(重复使用参比药品和受试药品)交叉设计。重复交叉设计可保证同一受试者至少服用参比药品两次,获得确切的参比药品个体内变异系数,以决定是否采用 RSABE 方法。常采用的重复交叉设计见第二章的表 2 - 2 和第三章的表 3 - 2。

(三) 平行组设计

特殊情况下(如长半衰期药物)可采用平行组设计。与交叉设计相比,平行组设计需要更大的样本量。

一般应采用单次给药进行高变异药物的 BE 研究。若基于安全性考虑,需入选正在进行药物治疗且治疗不可间断的患者,可在多次给药达稳态后,采用 ABE 方法进行高变异药物的 BE 评价。

四、高变异药物的参比药品标度的平均生物等效性方法

(一) 采用参比药品标度的合理性

对于安全性较好、治疗窗较宽的高变异药物,在充分科学论证的基础上和保证公众用药安全、有效的前提下,通过部分重复或完全重复交叉设计,根据参比药品的个体内变异,采用 RSABE 方法,将等效性判定标准在 80.00% ~ 125.00% 的基础上适当放宽,可减少不必要的人群暴露,达到科学评价不同制剂是否生物等效的目的。由药物的固有属性、机体生理因素等引起的高变异性一般无法通过提高制剂和试验质量而消除,由于存在这种特性的参比药品上市过程中已得到充分暴露并经过临床研究安全性和有效性证明,此时,采用 RSABE 方法进行 BE 评价是可接受的。

采用 RSABE 方法前,应基于已有的文献资料、预试验结果等,充分分析参比药品生物药剂学特征和体内过程,估算主要药代动力学参数(AUC 和/或 C_{max})的个体内变异系数,充分论证采用 RSABE 方法的适用性。采用部分重复或完全重复交叉设计,在符合 GCP 相关要求的条件下,正式试验获得的参比药品药代动力学参数个体内变异系数大于或等于 30% 时,方可适用 RSABE 方法进行 BE 评价[4]。

对于由制剂质量或试验操作不当等原因引起的高变异,不适合采用 RSABE 方法。申办者应确保制剂质量的均一性及可控性,加强研究过程中的试验质量管理,并在研究报告中比较临床研究所获得的个体内变异与文献数据的差异,避免 BE 判定标准的不当放宽。

（二）参比药品标度的平均生物等效性方法

1. RSABE 法的统计方法

BE 试验数据的常用统计学分析方法是 ABE 方法，如果对数平均值之差在预置的规定限度内，就意味着接受 BE，如下所示：

$$(\overline{Y_T} - \overline{Y_R})^2 \leqslant \theta_A^2$$

式中，$\overline{Y_T}$ 为受试药品(T)对数转换测量值的群体平均值；$\overline{Y_R}$ 为参比药品(R)对数转换测量值的群体平均值；θ_A 等于 $\ln(1.25)$。

应用 ABE，BE 可接受限度为

$$\ln(0.8) \leqslant (\overline{Y_T} - \overline{Y_R}) \leqslant \ln(1.25)$$

与 ABE 不同，应用 RSABE 方法，高变异药物的 BE 可接受限度：

$$\frac{(\overline{Y_T} - \overline{Y_R})^2}{S_{WR}^2} \leqslant \theta_s \qquad (6-41)$$

式中，S_{WR} 为参比药品的个体内标准差；$\theta_s = \dfrac{\ln(1.25)^2}{\sigma_{W0}^2}$ 为 BE 限度；σ_{W0} 为法规限度(regulatory limit，一般取 $\sigma_{W0} = 0.25$)。

根据该模型：

$$\frac{\ln(0.8) \times S_{WR}}{\sigma_{W0}} \leqslant \overline{Y_T} - \overline{Y_R} \leqslant \frac{\ln(1.25) \times S_{WR}}{\sigma_{W0}} \qquad (6-42)$$

式中，当 $S_{WR} \leqslant \sigma_{W0}$，BE 限度为 0.8~1.25；如果 $S_{WR} > \sigma_{W0}$，BE 限度为 $\left(e^{\frac{\ln(0.8) \times S_{WR}}{\sigma_{W0}}}, e^{\frac{\ln(1.25) \times S_{WR}}{\sigma_{W0}}} \right)$，所指限度比标准限度更宽[4,5]。具体可见表 6-6，图 6-5。

表 6-6　不同参比药品个体内变异情况下，RSABE 方法的等效性界限

$CV_W(\%)$	S_{WR}	等效性下限	等效性上限
30	0.294	0.800 0	1.250 0
31	0.303	0.763 1	1.310 5
35	0.340	0.738 3	1.354 5

续　表

$CV_W(\%)$	S_{WR}	等效性下限	等效性上限
40	0.385	0.709 0	1.410 4
45	0.429	0.681 6	1.467 1
50	0.472	0.656 0	1.524 5
55	0.514	0.632 0	1.582 3
60	0.555	0.609 6	1.640 4

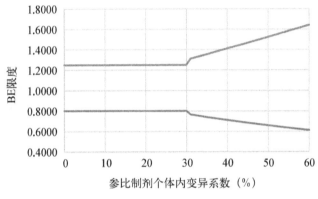

图 6-5　BE 限度

图 6-5 限度为以 BE 测量指标中参比药品个体内变异系数为函数作图得出的所指 BE。当 $S_{WR} \leqslant 0.294$，对于一个可接受的 BE 试验，BE 测量指标的 GMR（受试药品／参比药品）的 $90\%\,CI$ 必须落在 $80\% \sim 125\%$ 范围内。当 $S_{WR} > 0.294$，标度为参比药品标度个体内方差的 BE 所指限度上升。这部分曲线的斜率由 σ_{W0} 值所决定[5]。只有在 $S_{WR} \geqslant 0.294$ 的情况下，NMPA 才允许标度该限度。

2. RSABE 方法的构建步骤

1）计算参比药品的个体内标准差（S_{WR}）。采用部分重复或完全重复交叉设计，可获得受试者两次服用参比药品后，主要药代动力学参数的个体内标准差（S_{WR}），S_{WR} 可通过下列计算：

$$S_{WR}^2 = \dfrac{\sum\limits_{i=1}^{m} \sum\limits_{j=1}^{n_i} (D_{ij} - \overline{D}_i)^2}{2(n-m)} \tag{6-43}$$

式中,i 为研究中的序列编号(m 在部分重复和完全重复交叉设计中分别为 3 和 2,n_i 为第 i 序列中受试者人数);j 为序列内受试者编号;$D_{ij}(R_{ij1}-R_{ij2})$ 代表参比药品两次给药后自然对数转化后药代动力学参数的差值;$\overline{D_i} = \dfrac{\sum_{j=1}^{n_i} D_{ij}}{n_i}$;$n$ 为研究中受试者总人数。不同药代动力学参数的 S_{WR} 需分别计算。

S_{WR} 与 $CV_W\%$ 存在以下换算关系:

$$CV_W\% = \sqrt{e^{S_{WR}^2} - 1} \qquad (6-44)$$

若 $S_{WR} \geqslant 0.294$,即 $CV_W\% \geqslant 30\%$,可采用 RSABE 方法进行等效性评价(应用 AUC、C_{max} 两者之中任意一个或全部采用)。若 $S_{WR} < 0.294$,即 $CV_W\% < 30\%$,则应采用 ABE 方法评价 BE[4]。

2)计算以下公式的单侧 95%CI 上限:

$$(\overline{Y_T} - \overline{Y_R})^2 - \theta S_{WR}^2 \qquad (6-45)$$

运用 Howe 一阶逼近法[11]来确定 $(\overline{Y_T} - \overline{Y_R})^2 - \theta S_{WR}^2$ 的单侧 95%CI 上限。式中 $\overline{Y_T}$ 和 $\overline{Y_R}$ 分别表示在受试药品和参比药品的 BE 研究中分别获得的自然对数转换的 AUC 或 C_{max} 的均值,θ 为 BE 的限度。

$$\theta = \left(\frac{\ln(1.25)}{\sigma_{W0}} \right)^2 \qquad (6-46)$$

式中,σ_{W0} 为法规限度(一般取 $\sigma_{W0} = 0.25$)。

3)等效性判断标准:若 $(\overline{Y_T} - \overline{Y_R})^2 - \theta S_{WR}^2$ 的单侧 95%CI 上限小于/等于零,同时,制剂间主要药代动力学参数的 GMR 的点估计值在 80.00%~125.00% 范围内,可判定受试药品与参比药品的药代动力学评价指标(AUC 或 C_{max})具有 BE。只有 AUC 和 C_{max} 均判定等效才可申明该制剂与参比药品具有 BE。图 6-6 为是否采用 RSABE 的决策树[4]。

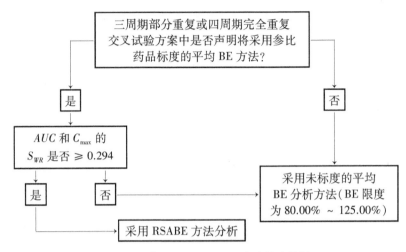

图 6-6　是否采用 RSABE 方法的决策树

示例 6-1 ·—·+·—·+·—·+·—·+·—·+·—·+·—·+·—·+·—·+·—·+·—·+·—·+·—·+·—·+·—·

RSABE 方法的应用案例[12]

某国产药物片剂,参比药品为进口原研制剂,需进行空腹及餐后 BE 研究。试验设计时,查阅国外同品种药物研究及相关文献均表明该药物为高变异药物。因此设计时采用半重复 3×3 交叉设计,样本量按照个体内变异≥30%,GMR 在 0.9~1.1,考虑脱落情况,空腹及餐后各计划入组 57 例受试者,实际空腹完成 3 周期给药 52 例,餐后 49 例。试验结束后,使用 WinNolin® 软件计算药代动力学参数,并整理数据为表 6-7[12]。

表 6-7　部分重复交叉设计药代动力学参数数据集

受试者	周期	制剂	顺序	C_{max} ng/mL	AUC_{0-t} ng·h/mL	$AUC_{0-\infty}$ ng·h/mL
1	1	R	RRT	4.396	9.691	10.008
1	2	R	RRT	3.672	13.775	13.961
1	3	T	RRT	6.419	16.341	16.683
2	1	R	RTR	2.580	9.475	9.664
2	2	T	RTR	4.790	13.980	14.658
2	3	R	RTR	6.726	17.444	17.746
…	…	…	…	…	…	…

按照试验方案规定,满足条件时可采用 RSABE 方法进行生物等效判定。使用 SAS 分析软件编程进行生物等效分析,具体见表 6-8[12]。

表 6-8　半重复交叉设计生物等效研究分析结果

参数	GMR	90%CI		CV_{WR} (%)	S^2_{WR}	S_{WR}	Howe 法 95% CI 上限	方法	结论
		下限	上限						
空腹($n=52$)									
C_{max}	0.947	0.826	1.086	37.81	0.134	0.366	-0.061 4	RSABE	等效
AUC_{0-t}	0.958	0.825	1.113	42.30	0.165	0.406	-0.082 6	RSABE	等效
$AUC_{0-\infty}$	0.998	0.859	1.160	39.34	0.144	0.379	-0.079 0	RSABE	等效
餐后($n=49$)									
C_{max}	0.916	0.832	1.008	41.60	0.160	0.400	-0.077 4	RSABE	等效
AUC_{0-t}	1.016	0.966	1.071	25.05	0.061	0.247	-0.035 1	ABE	等效
$AUC_{0-\infty}$	1.020	0.969	1.076	24.73	0.059	0.244	-0.033 9	ABE	等效

灰色部分为 BE 判定依据;Howe 法 95%CI 表示 $(\overline{Y_T}-\overline{Y_R})^2-\theta S^2_{WR}$ 的 95%CI 上限。

第五节　窄治疗指数药物的生物等效性评价

一、窄治疗指数药物

有些药物的药物剂量或血药浓度的微小变化可导致剂量和血药浓度依赖的严重治疗失败或不良反应,严重时会危及用药者生命,该类药物被定义为窄治疗指数(narrow therapelltic index,NTI)药物。通常具有以下特点:① 有效剂量和中毒剂量(或相关的血药浓度)差别往往很小;② 少许降低治疗剂量浓度就会导致药物疗效大幅降低,治疗失败;③ 需要进行基于药代动力学或药效学测量指标进行治疗药物监测;④ 药物的个体内变异系数 CV(以 AUC 和 C_{max} 计算的个体内变异系数)一般不高于30%;⑤ 在临床实践中,剂量调整通常使用非常小的增量(低于20%)[13]。NTI 药物名录具体见表 6-9。

表 6 - 9　部分国家的 NTI 药物名录[13]

监管机构	NTI 药物名录
美国 FDA	卡马西平、双丙戊酸钠、左甲状腺素、苯妥英钠、他克莫司、华法林、丙戊酸钠
加拿大卫生部	环孢素、地高辛、氟卡尼、锂、苯妥英钠、西罗莫司、他克莫司、茶碱和华法林钠
日本药品和食品安全局	阿普林定、卡马西平、克林霉素、氯硝西泮、可乐定、环孢素、洋地黄毒苷、地高辛、丙吡胺、他克莫司、乙琥胺、胍乙啶、华法林、锂、氨甲蝶呤、苯巴比妥、苯妥英钠、哌唑嗪、扑米酮等
中国	未列出

二、窄治疗指数药物的生物等效性评价方法

（一）直接收窄平均生物等效性限度

2016 年 3 月，NMPA 颁布的《以药动学参数为终点评价指标的化学药物仿制药人体生物等效性研究技术指导原则》[2]规定：窄治疗窗药物应根据药物的特性适当缩小 90%CI 范围。《中国药典·四部》[1]《药物制剂生物利用度和生物等效性指导原则》规定：对 NTI 药物，AUC 可接受区间应该被缩窄为 90.00% ~ 111.11%，在 C_{max} 对安全性、药效或药物浓度监测特别重要的情况下也适用于 90.00% ~ 111.11% 的接受限，应该根据临床考虑，视具体情况决定一种活性物质是否为 NTI 药物。欧盟与中国基本相同[14]，但丹麦还要求 CI 必须包括 100%。加拿大卫生部规定：对 NTI 药物，受试药品和参比药品的 AUC 相对均值的 90%CI 标准缩窄至 90.0% ~ 112.0%，而 C_{max} 相对均值的 90%CI 标准仍为 80.0% ~ 125.0%。

（二）参比药品标度的平均生物等效性方法

1. 均值比较

美国 FDA 推荐采用四向、交叉、全重复研究设计。

使用参比药品的个体内变异（within-subject variability，WSV）的 10%，将 NTI 药物的基线 BE 限度设置为 90.00% ~ 111.11%，但依据研究中观察到的参比药品的 WSV 值标度上述限度。

$$H_0: \frac{(\overline{Y_T} - \overline{Y_R})^2}{S_{WR}^2} > \theta \qquad (6-47)$$

备择假设：

$$H_1: \frac{(\overline{Y_T} - \overline{Y_R})^2}{S_{WR}^2} \leqslant \theta \qquad (6-48)$$

$\overline{Y_T}$ 为受试药品(T)对数转换测量值的群体平均值，$\overline{Y_R}$ 为参比药品(R)对数转换测量值的群体平均值；检验水平通常为 $\alpha = 0.05$；θ 为调整后的 BE 限度：

$$\theta = \frac{\left[\ln\left(\frac{1}{0.9}\right)\right]^2}{\sigma_{W0}^2}, \ \sigma_{W0} = 0.10 \qquad (6-49)$$

$$WSV\% = \sqrt{e^{S_{WR}^2} - 1} \qquad (6-50)$$

BE 限度为

$$\left(e^{\frac{\ln(0.9) \times S_{WR}}{\sigma_{W0}}}, \ e^{\frac{\ln\left(\frac{1}{0.9}\right) \times S_{WR}}{\sigma_{W0}}} \right) \qquad (6-51)$$

如果参比药品的 $WSV \leqslant 10\%$，依据参比药品标度的 BE 限度，将窄于 $90.00\% \sim 111.11\%$。如果参比药品的 $WSV > 10\%$，依据参比药品标度的 BE 限度将宽于 $90.00\% \sim 111.11\%$。随着变异性增加，这些限度会扩大。但通过参比药品标度的方法的 NTI 药物平均生物 BE 限度也必须包括在 $80.00\% \sim 125.00\%$ 内，不能超过 $80.00\% \sim 125.00\%$[5]，具体见表 6-10 与图 6-7。

拒绝原假设 H_0 即为支持 BE 结论。

表 6-10　基于 RSABE 方法的 NTI 药物的等效性界限

$WSV(\%)$	σ_{WR}	等效性下限	等效性上限
5	0.050	0.948 7	1.054 1
10	0.100	0.900 2	1.110 8
15	0.149	0.854 6	1.170 2
20	0.198	0.811 7	1.232 0
21.42	0.212	0.800 0	1.250 0
25	0.246	0.800 0	1.250 0
30	0.294	0.800 0	1.250 0

2. 个体内变异性比较

个体内变异性（WSV）对于 NTI 药物尤为重要，因为其血药浓度的变化可能会导致严重后果。如果一项 BE 研究中受试 NTI 药物的 WSV 远高于参比药品的 WSV，则血药浓度的较大变化会导致严重治疗失败和（或）不良反应的可

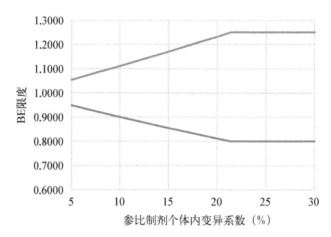

图 6 - 7　NTI 药物基于受试药品／参比药品 *GMR* 的 BE 限度

能性更高。因此,需要评价受试药品／参比药品的个体内标准方差比率。用单
侧 F -检验来比较受试药品和参比药品的 *WSV*。

该检验的原假设:

$$H_0 : \frac{S_{WT}}{S_{WR}} > \delta \qquad (6-52)$$

备择假设:

$$H_1 : \frac{S_{WT}}{S_{WR}} \leqslant \delta \qquad (6-53)$$

式中,S_{WT} 为受试药品个体内标准差;S_{WR} 为参比药品的个体内标准差;δ 为规定
限度,美国 FDA 设定为 2.5。

$$\frac{S_{WT}}{S_{WR}} 90\% CI : \left(\frac{\dfrac{S_{WT}}{S_{WR}}}{\sqrt{F_{\frac{\alpha}{2}}(v_1, v_2)}}, \frac{\dfrac{S_{WT}}{S_{WR}}}{\sqrt{F_{1-\frac{\alpha}{2}}(v_1, v_2)}} \right) \qquad (6-54)$$

式中,$F_{\frac{\alpha}{2}}(v_1, v_2)$ 是自由度为 v_1/v_2 的 F-分布到其右边的概率为 $\dfrac{\alpha}{2}$ 的值;

$F_{1-\frac{\alpha}{2}}(v_1, v_2)$ 是自由度为 v_1/v_2 的 F-分布到其右边的概率为 $1 - \dfrac{\alpha}{2}$ 的值;

$\alpha = 0.1$。$\dfrac{S_{WT}}{S_{WR}} 90\% CI$ 的上限需 $\leqslant 2.5$[5]。

------------------------------| 参考文献 |------------------------------

[1] 国家药典委员会.中华人民共和国药典(2020 年版).四部.北京：中国医药科技出版社,2020：460-466.

[2] 国家药品监督管理局.以药动学参数为终点评价指标的化学药物仿制药人体生物等效性研究技术指导原则(2016 年第 61 号).2016.

[3] 国家药品监督管理局.生物等效性研究的统计学指导原则(2018 年第 103 号).2018.

[4] 国家药品监督管理局.高变异药物生物等效性研究技术指导原则(2018 年第 103 号).2018.

[5] Lawrence X Yu, Bing V Li. FDA 生物等效性标准.姚立新译.北京大学医学出版社, 2017：49-63,125-142,173-194.

[6] 马越鸣,裘福荣,冒国光,等.氯化钾泡腾片人体相对生物利用度研究.药学学报,2001, 36(9)：699-702.

[7] 许羚,赵佳,李禄金,等.内源性药物尿药生物等效性的试验设计和分析方法.中国临床药理学杂志,2011, 27(10)：793-796.

[8] 张华,刘沙,李荣,等.以尿钙排泄量为效应指标评价枸橼酸氢钾钠颗粒人体生物等效性.药学研究,2014, 33(9)：501-504.

[9] Food and Drug Administration. Draft guidance on potassium chloride. https://www. accessdata.fda. gov/drugsatfda_docs/psg/Potassium_Chloride_ERcaps_77419_RC08-11.pdf [2020-03-20].

[10] 魏敏吉,单爱莲,李丽,等.不同方差分析方法对生物等效性研究结果的影响.中国临床药理学杂志,2016, 32(23)：2195-2198.

[11] Howe W G. Approximate confidence limits on the mean of $X+Y$ where X and Y are two tabled independent random variables. Journal of the American statistical association, 1974, 69(347)：789-794.

[12] 闫丽娜,罗红梅,周杰,等.参比制剂校正平均生物等效方法的模拟研究和实例分析.中国新药杂志,2018,27(20)：2351-2356.

[13] 朱凤昌,王爱国,刘颖,等.FDA 窄治疗指数药物目录及生物等效性指导原则介绍与分析.中国药学杂志,2018, 53(24)：2137-2142.

[14] European Medicines Agency. Guideline on the investigation of bioequivalence. https:// www.ema. europa. eu/en/documents/scientific-guideline/guideline-investigation-bioequivalence-rev1_en.pdf [2020-03-20].

生 物 分 析

生物利用度（BA）和生物等效性（BE）研究涉及药物吸收数据的评估，这些数据的获取离不开用药后收集的生物样品中药物和（或）其代谢产物浓度的定量检测。因此，生物分析对评价并解读 BA/BE 过程起着至关重要的作用。

自从 2001 年美国 FDA 发布了 *Bioanalytical Method Validation Guidance for Industry*[1]后，各个国家根据其监管要求发布了各自的指导原则。目前主要有：2012 年 EMA 发布的 *Guideline on bioanalytical method validation*[2]、2013 年日本厚生劳动省（Ministry of Health, Labour and Welfare, MHLW）发布的 *Guideline on Bioanalytical Method Validation in Pharmaceutical Development*[3]、2018 年美国 FDA 发布的 *Bioanalytical Method Validation Guidance for Industry*[4]及《中国药典》附录 9012"生物样品定量分析方法验证指导原则"。另外，ICH 于 2019 年新发布了《生物样品分析方法验证 M10 ICH 共识指导原则》草案[5]，截止本文撰写时，该草案仍在公开征求意见中。ICH 的各个监管机构成员正在收集本地区关于该指导原则草案的意见并进行反馈，该指导原则的发布将有助于整合不同国家监管部门对于生物样品分析要求的差异。随着我国 2017 年正式加入 ICH 组织，我国的生物样品分析工作也应当在遵守《中国药典》要求的基础上，符合 ICH 组织的相关要求。另外，其他国家/地区的生物分析方法验证指南也对生物分析工作有着重要的参考作用。

因此，本章将以《中国药典》附录 9012 为基础，结合 ICH 发布的《生物样品分析方法验证 M10 ICH 共识指导原则》草案（2019 年）及美国 FDA、EMA 的相关要求，简述 BA/BE 研究中生物分析部分的主要规范和要求。

第一节　生物分析方法

生物分析方法目前主要有主要应用于小分子化学药物的色谱法及主要应用于大分子生物药物的配体结合测定法。本节将对这两种分析方法做简要概述。

一、色谱法

色谱法是一种物理或化学的分析分析方法,其分离原理主要是利用物质在流动相和固定相中的分配系数或吸附能力的差异而达到分离。生物样品由于其成分通常比较复杂,通常需要在必要的样品前处理(如蛋白质沉淀、液液萃取、固相萃取等)的基础上,利用色谱法进行分离,从而将目标分析化合物和其他干扰组分分开。色谱法主要包括气相色谱法(gas chromatography,GC)、液相色谱法(liquid chromatography, LC)、毛细管电泳(capillary electrophoresis,CE);在此基础上与质谱进行连接,形成气相-质谱联用法(gas chromatography-mass spectrometry,GC－MS)、液相色谱-质谱联用法(liquid chromatography-mass spectrometry,LC－MS)和毛细管电泳-质谱联用法(capillary electrophoresis-mass spectrometry,CE－MS)等。

LC－MS/MS 联用法通常采用高效液相色谱(high performance liquid chromatography,HPLC)与两个串联的质量分析器进行连接,由 HPLC 负责分离经过前处理的生物样品,进入质量分析器后,在离子源离子化形成带电离子,然后由一级质谱按照质荷比(m/z)选出母离子,进一步在碰撞室碎裂形成碎片离子,再由二级质谱按照 m/z 检测碎片离子,从而实现两次质量筛选和检测。具体工作原理如图 7－1 所示。

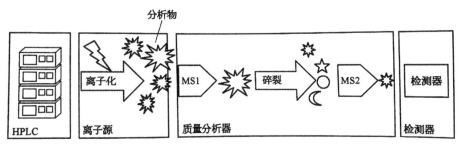

图 7－1　LC－MS/MS 组成及工作原理[6]

针对 BA/BE 研究中需要定量测定生物样品中多种化合物的情况下,LC - MS/MS 法在特异性、灵敏度和分析速度方面均有优势,现在是小分子化合物生物分析中的主流分析方法。

二、配体结合测定法

配体结合测定法(ligand binding assay,LBA)是利用抗原-抗体反应来获取目标分析物的免疫测定法,是复杂生物基质中大分子化合物及抗体的定量测定的首选方法。大分子化合物是指分子量大于 1 000 的生物活性分子,如多肽、蛋白质等。由于其固有的特点及结构的复杂性,往往难以被提取,所以一般是在无预先分离的情况下直接测定分析物。

免疫测定法分为均相测定和异相测定。均相测定中,所有试剂均为溶液状态;异相测定中,至少有一种试剂是固化状态,需要经过至少一个洗涤步骤除去过量的分析物,如常用的酶联免疫吸附试验法(enzyme linked immunosorbent assay, ELISA)就属于异相测定,具有灵敏度高、特异性强、非放射性、重复性好、批量测定等优点,被广泛运用于大分子化合物生物分析工作中。

第二节　方法学验证

为了确保生物样品分析性能的可接受性和结果的可靠性,开发新的生物分析方法后,在生物样品分析前必须进行完整的方法学验证。即使采用文献报道的分析方法,或使用商业试剂盒,也应该进行完整验证。当测定多个待测物时,验证和分析的原则适用于所有目标待测物。

根据《中国药典》的要求,色谱法验证应包含(但不限于)以下内容:选择性、残留、*LLOQ*、标准曲线、准确度、精密度、稀释可靠性(若适用)、基质效应和稳定性。配体结合测定法验证应包括但不限于: 选择性、精密度、准确度、稀释线性和稳定性。

一、标准品

在方法学验证过程中,标准品用于配制储备液,储备液再用来制备标准曲线和质控溶液,进而完成一系列验证内容。因此,标准品的纯度和稳定性对于检测结果的准确度和可靠性起着非常重要的作用。

针对小分子化合物,《中国药典》推荐从可追溯的来源获得对照标准物质,并科学论证对照标准物质的适用性。通常情况下,标准品的分析证书(certificate of analysis,CoA)应该包含对照标准物质的纯度、储存条件、失效日期和批号等信息。

生物大分子与小分子不同的是,其通常具有不均一性,成分的效价与免疫反应可能存在差异。因此应当对标准品进行充分表征。《中国药典》推荐尽量使用纯度最高的标准品,且用于配制校正标样和质控样品的标准品应尽量与临床试验中使用的受试品批号相同。标准品批号变更时,应尽量对其进行表征和生物分析评价,以确保方法性能不变。

二、内标物

在生物样品前处理过程中加入内标物(internal standard,IS),可以用于减少生物样品前处理、色谱柱分离及质谱仪器状态等因素对待测物浓度的影响。内标物和待测物应当具有相同或相似的理化性质,具有适当的纯度,并在生物分析过程中保持稳定,通常运用于色谱分析法中。因为配体结合测定法通常不需要进行样品的纯化、层析分离等步骤,所以配体结合测定法中不常用内标物。

对于内标物的分析证书,《中国药典》、EMA(2012 年)及美国 FDA(2018年)均没有对分析证书的内容提出具体的要求,只要证明其适用性(例如显示该物质本身或其相关的任何杂质不产生干扰)即可。但巴西则明确要求提供内标标准品的分析证书。因此,建议生物分析从业人员还是尽可能地获取内标标准品的完整信息,这也有助于生物分析工作的完成。

内标物主要分为结构类似物和稳定同位素标记的内标物两类。稳定同位素标记的内标物是指待测物中的某个或某几个原子被稳定的同位素(如 ^2H、^{13}C、^{15}N、^{17}O)所取代而形成的化合物。由于稳定同位素内标物与待测物的理化性质非常相似,与待测物在相同样品处理过程中(如萃取、蒸发、复溶等),通常可以保持相对一致的变化程度,并且理论上可以形成与待测物基本一致的离子增强/抑制作用,可以最大限度地降低机制效应的影响。因此,一般而言内标物加入得越早,就越能抵消生物样品分析过程中由于信号波动或待测物损失带来的影响。当在生物分析方法中使用质谱检测时,《中国药典》推荐尽可能使用稳定同位素标记的内标物。它们必须具有足够高的同位素纯度,并且不发生同位素交换反应,以避免结果的偏差。

美国 FDA(2018 年)还建议监测内标物的变化,并针对异常的内标物变化建立一个客观的标准。该客观标准尚未在国际上产生共识,有文献建议[7],设定分析未知样品时可以接受的内标物响应波动的上下限(如 50.00% ~ 150.00%);抑或可以通过已知样品(如校正标样和 QC)的内标物响应波动,来确定位置样品中内标物响应波动的可接受范围。

三、系统适用性

系统适用性是一个确保用于分析的仪器已经准备好并可以在分析中正常运行的过程。尤其是利用 LC - MS/MS 等精密仪器进行试验时,在试验开始之前,确保仪器状态的稳定、评估识别系统存在故障的可能性至关重要。尽管《中国药典》及 EMA(2012 年)对系统适用性没有具体要求,但是美国 FDA(2018)要求在分析批运行之前,通过进样标准品并检测其灵敏度及色谱保留来考察系统适用性,且应当有 SOP 来规定系统适用性的验证形式。NMPA 发布的《化学药品新注册分类申报资料要求(试行)》中,也列出了系统适用性例表,建议提交检测批次编号及待测物保留时间、内标物保留时间和峰面积比的 $CV\%$ 值。

另外,考虑到监管部门对于"预进样"问题的敏感性,不建议使用正式分析批中受试者样品、校正标样、QC 样品和空白样品进行系统适用性考察。因此,系统适用性评估应该是:① 生物分析过程中的一个独立步骤,在正式分析批次中进样的样品不应该作为系统适用性进样样品;② 写在方法学验证/生物样品分析前就已经制定的实验计划中;③ 原始记录完整且可以溯源。

四、选择性

选择性的考察是为了确保分析方法能够区分目标分析物和内标物与基质的内源性组分或样品中其他组分。《中国药典》推荐使用至少 6 个来源的适宜的空白基质来证明选择性,它们被分别分析并评价干扰。要求干扰组分的响应低于分析物 $LLOQ$ 响应的 20%,并低于内标响应的 5%。2018 年美国 FDA 发布的指南还进一步要求空白基质中干扰组分的响应不应超过分析物标样及质控样品内标响应"平均数"的 5%。

另外,《中国药典》要求考察药物代谢物经样品预处理生成的分解产物及可能的同服药物引起干扰的程度;考虑通常用于受试者群体试验的同服药物;在适当情况下,也应该评价代谢物在分析过程中回复转化为母体分析物的可能性。我国现行的《化学药品注册分类及申报资料要求(试行)》中,也建议在临床试验期间有伴随用药的情况时,应在不同来源的空白基质中添加伴随用药(临床上可能使用的最高浓度水平),以方法学验证选择性的方法和标准进行操作与评价。

由于生物大分子样品一般不经过提取,故基质中存在更多的非相关物质,可能会与待测物有交叉反应。《中国药典》推荐通过向至少 10 个来源的空白基质中加入 LLOQ 和 ULOQ 水平的待测物进行检测,同时也检测空白基质。要求至少 80%以上的样品准确度在±20%范围内(LLOQ 水平在 25%范围内),且空白基质的检测值低于 LLOQ 水平。如果干扰具有浓度依赖性,则需要检测发生干扰的最低浓度,从而调整 LLOQ。ICH 发布的《生物样品分析方法验证 M10 ICH 共识指导原则》草案(2019 年)还提出,如有预期相关的干扰物质,应考察加入最大浓度相关干扰物质时,目标待测物在 LLOQ 和 ULOQ 水平的准确度。添加相关干扰物质的空白样品的响应要求低于 LLOQ,目标待测物在相关干扰物质存在的情况下,准确度不应超过标示值的±25%。

另外,根据项目需要,可能需要针对患者群体基质或特殊基质(如溶血或高脂血基质)考察选择性。在高脂基质样品中,乳糜微滴和低密度脂蛋白(low-density lipoprotein,VLDL)的含量高于正常样品,从而引起血清/血浆的浑浊。迄今为止,还没有一种公认的高脂血浆商业化产品。推荐经伦理委员会批准后,招募三酰甘油水平高的受试者,从而获得高脂血清/血浆进行方法学验证。溶血是由于红细胞细胞膜破裂而导致细胞内的血红素及其他细胞内成分释放到血浆或者血清样品中。根据溶血程度不同,溶血血浆/血清会呈现出从粉红色到红色等不同程度的颜色。一般认为,血浆样品的溶血程度很少超过 2%,因此,建议可以在血浆/血清中加入至少 2%的溶血全血,以考察溶血基质的影响。

五、最低定量下限

LLOQ 是能够被可靠定量的样品中分析物的最低浓度,具有可接受的准确度和精密度。*LLOQ* 是标准曲线的最低点,应适用于预期的浓度和试验目的。2005 年,国家食品药品监督管理总局颁布的《化学药物临床药代动力学研究技术指导原则》建议 *LLOQ* 应能满足测定 3～5 个消除半衰期时样品中的药物浓度或能检测出 C_{max} 的 1/10～1/20 的药物浓度。其准确度应在真实浓度的 80%～120% 范围内,相对标准差(*RSD*)应小于 20%。至少应由 5 个标准样品测试结果证明。美国 FDA(2013 年)还建议 *LLOQ* 的信噪比(signal/noise, *S/N*)最小为 5,也就是说在定量条件下,待测物的响应至少是空白响应值的 5 倍。

六、标准曲线与范围

校准曲线用于描述待测物的标示浓度与分析响应之间的关系。在进行分析方法学验证之前,应通过文献查阅等方式了解预期的浓度范围,标准曲线范围由 *LLOQ* 和 *ULOQ*(校正标样的最高浓度)来决定,应该尽量覆盖预期浓度范围。配制校正标样的基质应该与试验样品基质相同。方法验证过程中每种分析物和每一分析批,都应该有一条标准曲线。

各国家法规关于标准曲线的配制及接受标准基本相同。《中国药典》要求使用空白样品(不含待测物和内标物的基质样品)、零浓度样品(仅添加内标物的空白样品)和至少 6 个校正标样来制备标准校正曲线。每个校正标样可以被重复分析,且所有可接受的重复数据都要纳入回归分析。使用简单且足够描述仪器对分析物浓度响应的关系式。空白和零浓度样品结果不参与计算标准曲线参数。在方法学验证中,至少评价 3 条标准曲线。校正标样回算的浓度需在标示值的 ±15% 以内(*LLOQ* 在 ±20% 内)。要求至少 75% 校正标样,最少含 6 个有效浓度满足上述标准。如果某个校正标样结果不符合这些标准,则应拒绝这一标样,并重新评价不含这一标样的标准曲线,包括回归分析。ICH 发布的《生物样品分析方法验证 M10 ICH 共识指导原则》草案(2019 年)还要求在每个校正标样重复测定的情况下,对于每个浓度水平,至少 50% 的校正标样应满足接受标准(*LLOQ*±20%,其他浓度±15%)。如果不符合该标准,则应拒绝该校正标样,并重新拟合去除该浓度点后的校准曲线,包括回归分析。另外,对于准确度和精密度考察的批次,如果分析批 *LLOQ* 和 *ULOQ* 都不合格,应拒绝该分析批,确定分析批失败的可能原因,并在必要时修改方法。如果下一个验证批次也失败,则应在重新启动验证之前修改该方法。

标准曲线配制时,最好使用新鲜配制的样品建立标准曲线,但如果有稳定性数据支持,也可以使用预先配制并储存的校正标样。也就是说,应至少在一次评估中使用新鲜配制的样品建立标准曲线,随后可以根据稳定性数据使用冷冻的校准标样。

与用于小分子的色谱测定不同,用于测量大分子的标准曲线的响应函数是间接测得的,一般呈非线性,常为 S 形曲线。因此,对于配体结合测定法,建议应用更多的非零标准。《中国药典》要求使用至少 6 个有效校正标样浓度建立标准曲线。校正标样应在预期定量范围对数坐标上近似等距离分布。除校正标样外,可使用锚定点辅助曲线拟合。验证过程中,须至少对 6 个独立的分析批进行测定,结果以列表形式报告,以确定标准曲线回归模型整体的稳健性。拟合时,一条标曲允许排除由于明确或不明原因产生失误的浓度点。排除后应至少有 75% 的校正标样回算浓度在标示值的 $\pm 20\%$($LLOQ$ 与 $ULOQ$ 在 $\pm 25\%$)范围内。与小分子相同,$LLOQ$ 与 $ULOQ$ 之间的浓度范围为标准曲线的定量范围,而锚定点校正样品是处于定量范围之外的标样点,用于辅助拟合配体结合分析的非线性回归标准曲线,因其在定量范围之外,可不遵循上述接受标准。

七、准确度与精密度

准确度和精密度应通过分析批内和批间的质控样品来确定。应使用同一批次的数据考察准确度和精密度。小分子化合物除 $LLOQ$(详见本章第二节中"最低定量下限"的内容)浓度以外,还应取低(不高于 $LLOQ$ 浓度 3 倍)、中(标准曲线范围中部附近)、高(标准曲线范围上限 75% 处)3 个浓度的质控样品[参见《中国药典》]。质控液的制备应当选用独立于配制标准校准液的储备液。用于这些考察的分析批中,至少一个分析批的校准曲线应采用新鲜配制的校正标样制备。如果其他分析批未使用新鲜配制的校准曲线,则需证明冻存校正标样的稳定性。批内准确度和精密度应通过每一分析批,对每个浓度水平的质控样品进行至少 5 个样品分析来评估。批间准确度和精密度需要通过对每个浓度水平质控在至少两天内考察的至少 3 个分析批结果进行评价。

另外,为了能够评估一个分析批内随时间变化的任何趋势,《中国药典》还建议至少在一个分析批中证明质控样品的准确度和精密度,该分析批的大小应与试验样品预期分析批大小相当。

《中国药典》要求配体结合测定法需要额外增加 *ULOQ* 质控浓度,且强调质控样品应经过冷冻,并于与试验样品采用相同的方法进行处理。而不建议采用新鲜配制的质控样品进行精密度与准确度考察。且批间考察应包含至少 3 套质控样品(每套含至少 5 个浓度的质控样品)。

批内和批间的精密度和准确度是根据质控结果确定的。《中国药典》要求:除 *LLOQ* 外,小分子化合物的每个浓度水平质控样品的准确度均值应在标示值的±15%以内,*LLOQ* 应在标示值的±20%以内。除 *LLOQ* 外,每个浓度水平质控样品的精密度(%*CV*)不应超过 15%(*LLOQ* 的精密度不应超过 20%)。美国 FDA(2018 年)则不以均值为评判标准,建议至少 67%质控样品,且每一浓度水平至少 50%样品应符合标准。

由于配体结合测定法的变异性更大,《中国药典》建议,对于批内和批间准确度及精密度,各浓度质控样品的平均浓度应在标示值的±20%(*LLOQ* 和 *ULOQ* 为±25%)范围内。与小分子化合物相同,美国 FDA(2018 年)对配体结合测定法不以均值来评判,而建议至少 67%质控样品,且每一浓度水平至少 50%样品应符合标准。此外,为了控制配体结合测定法本身的误差,方法总误差(即%相对偏差绝对值与%变异系数之和)不应超过 30%(*LLOQ* 和 *ULOQ* 为 40%)。笔者认为,两种判断标准均有其合理性,在中国国内的注册类项目可在满足 NMPA 要求的基础上,兼顾美国 FDA 等其他监管部门的要求。

需要注意的是,精密度和准确度的计算需要把所有的质控数据,包括离群数据包括在内。只有符合 SOP 的且有记录可溯源的非随机因素(例如仪器故障)造成的数据可以被排除在精密度和准确度的计算之外。

八、提取回收率

除了精密度和准确度,方法学验证部分还需要验证待测物的提取回收率。提取回收率与分析方法的萃取效率有关。《中国药典》没有对提取回收率的考察提出具体的要求,《化学药品新注册分类申报资料要求(试行)》(2016 年)中要求报告高、中、低 3 个浓度的质控、内标物的提取回收率均值及变异系数。2005 年国家食品药品监督管理总局颁布的《化学药物制剂人体生物利用度和生物等效性研究技术指导原则》也建议通过对比 3 种浓度(低、中、高)的萃取样本与标准品响应值之比来考察提取回收率。这与美国 FDA(2013)的要求是基本一致的。提取回收率不需要为 100%,但待测物的提取回收率应该与内标物的回收率一致,并且是精密的,可重复的。美国 FDA(2018 年)发布的 *Bioanalytical Method Validation Guidance for Industry* 和 ICH 发布的《生物样品分析方法验证 M10 ICH 共识指导原则》草案(2019 年)又建议可以通过对比基质中萃取的待测物与已萃取的空白基质中加入的待测物响应对比测定提取回收率,这可能是考虑避免基质效应对提取回收率结果的影响。实验室可自行评估制定本实验室的 SOP,以规范提取回收率的考察方式。

配体结合测定法往往不需要提取,故不涉及提取回收率的考察。但若涉及提取这一步骤,也应当考察其提取回收率,同样要求结果一致、精密、可重复。

九、基质效应

采用基于 LC‑MS/MS 的方法分析生物样品中的待测物时,样品中的一些公共提取物质可能会对目标化合物的离子化效率产生影响,离子信号可能被增强也可能被抑制,从而导致精密度和准确度的下降。这种现象被称为基质效应。通常可以通过改变色谱与离子化条件,以及采用稳定同位素内标物来控制基质效应。

《中国药典》建议对于每批基质,应该通过计算基质存在下的峰面积(由空白基质提取后加入分析物和内标物测得),与不含基质的相应峰面积(分析物和内标的纯溶液)比值,计算每一分析物和内标物的基质因子。进一步通过分析物的基质因子除以内标物的基质因子,计算经内标物归一化的基质因子。从 6 批基质计算的内标物归一化的基质因子的变异系数不得大于 15%。该测定应分别在低浓度和高浓度下进行。高脂基质和溶质基质的获得请参见"四、选择性"部分。

如果不能适用上述方式,如采用在线样品预处理的情况,则应该通过分析至少 6 批基质,分别加入高浓度和低浓度(*LLOQ* 浓度 3 倍以内及接近 *ULOQ*),来获得批间响应的变异。其验证报告应包括分析物和内标物峰面积,以及每一样品的计算浓度。这些浓度计算值的总体变异系数不得大于 15%。

除正常基质外,《中国药典》还建议关注其他样品的基质效应,如溶血的或高血脂的血浆样品等。各国监管机构对溶血/高脂血的基质效应评估方式没有具体的规定,有人使用溶血/高脂血样品与正常样品的仪器响应(待测物峰面积/内标物峰面积)比较计算,要求平行配制的低、高浓度各 6 个溶血/高脂血样品间的变异系数≤15%,溶血/高脂血的平均值与正常血浆的平均值偏差≤15%;也有文献报道用正常血样品做校正曲线,平行配制的低、高浓度各 6 个溶血/高脂血样品做质控样品,要求达到批内准确度、精密度的标准[8]。

关于降低基质效应的措施,文献已经有了一些报道[9]。例如,在样品制备阶段尝试使用固相萃取法、液液萃取法来代替蛋白质沉淀法,从而制备更干净的提取液;色谱分析过程中通过改变色谱条件,更换色谱柱,使待测物峰远离离子增强/抑制区域;质谱检测过程中通过改变离子源及离子化的极性提高选择性等(表 7-1)。最常见的思路还是使用内标物来抵消基质效应,如果内标物和待测物受到同样程度的抑制或增强的话,任何离子化条件的变化都只会影响到绝对峰面积,而不会影响到待测物与内标物的比值,因而抵消基质效应的影响。所以各国的指导原则中,对内标物的选择也有一定的规范(详见本章第二节中"内标物"的相关内容)。

表 7-1 降低生物分析过程中不同阶段的基质效应的措施[9]

处理步骤	减少基质效应的措施	举 例
样品制备	制备更干净的提取液	固相萃取法——优化提取步骤 液液萃取法——离子化部分未进入有机层
	提高选择性	固相萃取、分子印迹聚合物、免疫亲和固相萃取
	固相萃取/液液萃取(SPE/LLE)之前蛋白质沉淀	
	样品稀释	
色谱分析法	提高分离效率	快速/高分辨液相色谱法、二维液相色谱法(two-dimensional liquid chromatography,2D-LC)
	微量液相色谱法	毫微流速形成更小液滴
	改变选择性	亲水相互作用液相色谱(hydrophilic interaction liquid chromatography,HILIC)或其他正相色谱模式,改变流动相或固定相
	梯度洗脱	改变选择性、提高效率、洗脱高残留干扰化合物
质谱法	提高选择性	负离子模式
	不易受甲醇影响的电离技术	大气压光电电离(atmospheric pressure photo-ionization,APPI)、大气压化学电离(atmosphere pressure chemical ionization,APCI)、电子轰击质谱(electron bombard ionization mass spectrometry,EI-MS)
数据校准处理和其他策略	校准方法	内标法、外标法、基质匹配校准
	使用稳定同位素内标	^{13}C 内标优于氘标

配体结合测定法中也可能有来自基质的不相关化合物的基质效应（包括结合蛋白、内源性化合物、联用药物、免疫球蛋白等），因此，配体结合测定法的基质效应的验证在替换生物基质时非常重要。《中国药典》和美国 FDA（2018年）均建议通过考察平行性来发现配体结合测定法中可能存在的基质效应，或代谢物的亲和性差异。在可获得真实试验样品的情况下，应考虑对标准曲线和系列稀释的试验样品之间进行平行性考察。应选取高浓度真实样品（最好采用超出 C_{max} 的样品），用空白基质将其稀释到至少 3 个不同浓度后进行测定，系列稀释样品间的精密度不应超过 30%。如果存在样品稀释非线性的情况（即非平行性），则应按事先的规定予以报告。如果在方法验证期间无法获取真实试验样品，则应在获得真实试验样品后尽快进行平行性考察。

十、残留

残留（carryover）是指前一个样品残留在分析仪器上的残留物而引起的测定浓度的变化。应该在方法建立中考察残留并使之最小。残留可能不影响准确度和精密度。《中国药典》建议通过在注射高浓度样品或校正标样后，注射空白样品来估计残留。高浓度样品之后在空白样品中的残留应不超过 $LLOQ$ 的 20%，并且不超过内标物的 5%。应考虑特殊措施，在方法验证时检验并在试验样品分析时应用这些措施，以确保不影响准确度和精密度。这可能包括在高浓度样品后注射空白样品，然后分析下一个试验样品。

另外，ICH 发布的《生物样品分析方法验证 M10 ICH 共识指导原则》草案（2019 年）提出应评估和报告试验样品分析过程中发生的任何残留影响。如检测到残留，应减轻其对测定浓度的影响（如试验样品的非随机化、在预期高浓度样品后进样空白样品）或在生物样品分析报告中证明汇报浓度的有效性。《化学药品新注册分类申报资料要求（试行）》也要求报告批量检测时的残留率。然而，生物分析批次中残留超过接受标准，并不意味着该批次的每个样本均因为残留造成了很大的误差。因此，仅因为一个高浓度样品之后的空白样品后的残留高于 $LLOQ$ 的 20%，就拒绝整个分析批也是不合适的。Zeng 等[10]在其文章中提出了如下公式来估算前行样品对后续样品的残留的影响，可供参考：

对固定的残留：

$$残留影响百分比(ECI\%) = RC×CR×100$$
$$相对残留(RC) = 空白中峰面积/前行样品峰面积×100$$
$$浓度比(CR) = 前行样品浓度/后续样品浓度×100$$

Zeng 等[10] 验证了在恒定的浓度比 100 的情况下，当前行样品浓度从 1 000 ng/mL 到 20 000 ng/mL，同时后续样品浓度从 10 ng/mL 到 200 ng/mL 时残留的影响。结果显示：残留影响百分比(ECI%)<5%的情况下，不会对准确度造成很大的影响(≤±5%)。尽管这些未验证提供了有效的标准，但是试剂生物样品分析中不一定可以保证 ECI%<5%，所以方法学验证过程中仍必须验证方法没有残留的影响。

另外，污染的存在也可以通过监测空白基质中的待测物或内标物响应来实现。《液相色谱-质谱(LC‐MS)生物分析手册：最佳实践、实验方案及相关法规》一书中给出了一些案例帮助实验员判断污染出现的原因，并给出一些处理方式的参考。图 7‐2 中列举 3 个案例(案例 1、2、3)分别阐述了 3 种污染出现的情况，可能的原因，以及推荐的处理方式。

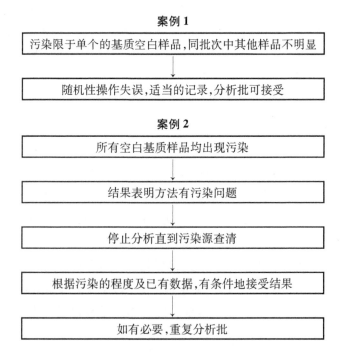

案例3

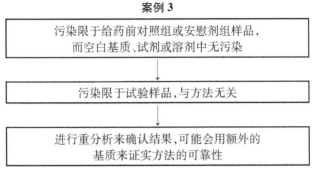

图 7-2　污染出现的原因及推荐处理方式

十一、稀释可靠性

样品稀释不应影响准确度和精密度。《中国药典》推荐通过向基质中加入分析物至高于 ULOQ 浓度,并用空白基质稀释该样品(每个稀释因子至少5个测定值),来证明稀释的可靠性。准确度和精密度应在±15%之内,稀释的可靠性应该覆盖试验样品所用的稀释倍数。可以通过部分方法学验证来评价稀释可靠性。如果能够证明其他基质不影响精密度和准确度,也可以接受其使用。然而值得注意的是,质控样品的稀释液不一定总能够反映真实生物样品的稀释结果。

配体结合测定法中需要在确定最低需求稀释度的基础上,考察样品的稀释线性。在标准曲线定量范围不能覆盖预期样品浓度的情况下,应使用质控样品进行方法的稀释线性考察,即评价样品浓度超过分析方法的 ULOQ 时,用空白基质将样品浓度稀释至定量范围内后,该方法能否准确测定。进行稀释试验的另一目的是考察方法是否存在"前带"或"钩状"效应,即高浓度分析物引起的信号抑制。稀释线性考察中,稀释至定量范围内的每个质控样品经稀释度校正后的回算浓度应在标示值的±20%范围内,且所有质控样品回算终浓度的精密度不超过 20%。

十二、稳定性

方法学验证部分需要验证在分析方法的每一个步骤的稳定性,用于检查稳定性的条件。例如,样品基质、抗凝剂、容器材料、储存和分析条件都应该与实际试验样品的条件相似。文献中考察稳定性时的条件与当前实验室条件很可能有差异,所以仅依靠文献中的结果得出稳定性的结论是不可靠的。

《中国药典》推荐采用低、高浓度质控样品,在预处理后在所评价的条件中储存,然后立即分析。ICH 发布的《生物样品分析方法验证 M10 ICH 共识指导原则》草案(2019 年)进一步要求每个浓度水平/储存条件/时间点至少制备 3 个稳定性质控样品。《中国药典》推荐由新鲜制备的校正标样获得标准曲线,根据标准曲线分析质控样品,将测得浓度与标示浓度相比较。要求每一浓度的均值与标示浓度的偏差应在±15%范围内;配体结合测定法则要求每一浓度质控样品应有 67%以上的样品浓度在标示值的 ±20% 范围内。稳定性检查应考察不同储存条件,时间尺度应不小于试验样品储存的时间。

稳定性考察应包括以下内容:

1. 储备液和工作液稳定性

应根据分析试验样品期间使用的储存条件,确定待测物和内标物储备液和工作液的稳定性,使用溶液的最低、最高浓度进行考察。但如果稳定性随浓度而变化,则应当考察所有浓度储备液和工作液的稳定性。考虑到检测器的检测范围,应通过适当稀释,经检测器的响应来考察储备液和工作液的稳定性。另外,考虑到同位素内标物往往价格昂贵,包装规格较小,难以精密称量,可考虑仅考察同位素内标物在与待测物相同的储存条件下不发生同位素交换,而不是额外进行稳定性考察。

2. 冻融稳定性

经验证的冷冻/循环次数应不少于试验生物样品所实际经历的冻融循环次数。

3. 生物样品前处理过程中的稳定性(短期稳定性)

应考察生物样品前处理过程中的稳定性,从而覆盖整个研究过程中试验样品的实验室处理条件。例如,在实验台上处理生物样品过程中样品的稳定性等。

4. 处理后样品稳定性

包括生物样品前处理以后储存条件下的稳定性,以及在自动进样器中的稳定性。还有处理后的标准曲线和质控样品同时储存在一定条件下的相对稳定性。

5. 长期稳定性

ICH 发布的《生物样品分析方法验证 M10 ICH 共识指导原则》草案(2019年)中提出,对于化学药物,可以接受将一个温度(如-20℃)的稳定性外推到较低温度(如-70℃)。对于生物药物,可以采用括号法,例如,须考察-70℃和-20℃条件下的稳定性,才能证明样品在-70～-20℃范围内稳定。但鉴于目前监管的敏感性,推荐对于化学药物也采用括号法考察稳定性。

6. 全血稳定性

应考察从受试者采集全血至储存/离心之间时间内,全血中待测物的稳定性。建议在临床试验开始前完成全血稳定性的考察,从而知道临床在稳定时间内完成全血样品的处理。

十三、部分验证

部分验证评估是对已经完整验证的生物分析方法的修改。部分验证的内容一般根据方法变更的范围和性质来确定,具体标准国际上尚未达成共识,ICH 发布的《生物样品分析方法验证 M10 ICH 共识指导原则》草案(2019 年)建议,部分验证的内容可以从至少一项准确度和精密度到几乎完整验证。但关于稳定性部分,如果在一台设备条件下进行了稳定性考察,则不一定需要在另一台设备条件下重复考察。各个实验室应该根据具体情况指定相应的SOP,以规定如何进行部分验证。

ICH 发布的《生物样品分析方法验证 M10 ICH 共识指导原则》草案(2019 年)已对可能发生的改变有较详细的描述。

1. 对于色谱法,属于此类别的典型生物分析修改或变更包括但不限以下情况

(1)分析地点改变,但使用相同的方法(如实验室之间生物转移)。

(2)分析方法的改变(如检测系统、平台的改变)。

(3)样品处理过程发生改变。

(4)样品体积的改变(如儿科样品体积较少)。

(5)校准浓度范围的变化。

(6)生物样品中抗凝剂的变化[如肝素变为乙二胺四酸(EDTA),但不包括平衡离子的变化]。

(7)同一物种的基质变为另一种基质(如从人血浆变为血清或脑脊液)或物种不同,但基质相同(如从大鼠血浆变为小鼠血浆)。

(8)储存条件的变化。

2. 对于配体结合测定法分析,属于此类别的典型生物分析方法修改或变更包括但不限以下情况

(1)配体结合测定法分析关键试剂的变化(如批次间变化)。

（2）最低要求稀释度（MRD）的变化。

（3）储存条件的变化。

（4）校准浓度范围的变化。

（5）分析方法的变化（如检测系统、平台的变化）。

（6）分析地点改变，但使用相同的方法（如实验室之间生物转移）。

（7）样品制备的变化。

如果检测的参数符合完整验证接受标准，则可接受部分验证。如果这些标准不满足，则需要进行额外的调查和验证。

十四、交叉验证

在同一个研究或不同研究中用到两种或两种以上生物分析方法的情况下，或在同一个研究中两个或两个以上的实验室进行生物分析的情况下，需要确立生物分析方法间或实验室间的可靠性，需要进行交叉验证。如果可能，应在试验样品被分析之前进行交叉验证，《中国药典》提出：同一系列质控样品或试验样品应被两种分析方法测定，对于质控样品，不同方法获得的平均准确度应在±15%范围内，如果放宽，应该说明理由；对于试验样品，至少67%样品测得的两组数值差异应在两者均值的±20%范围内。ICH发布的《生物样品分析方法验证 M10 ICH 共识指导原则》草案（2019 年）未对接受标准进行规定，但要求交叉验证应通过两种检测或在两个实验室对同一套质控样品（低、中、高 3 个浓度）平行 3 次及涵盖样品浓度范围的试验样品（如果可能，$n \geq 30$）进行评估。另外，特别指出：强烈反对使用多种生物分析方法开展一项比较 BA/BE 研究。

第三节　分　析　批

在分析方法验证后，可以进行试验样品分析。应根据已验证的分析方法处理试验样品及质控样品和校正标样，以保证分析批被接受。

根据《中国药典》要求，一个分析批包括：① 空白样品和零浓度样品，包括至少 6 个浓度水平的校正标样；② 至少 3 个浓度水平质控样品（低、中、高浓度双重样品，或至少试验样品总数的 5%，两者中取数目更多者）；③ 被分析的试验样品。所有样品(校正标样、质控和试验样品)应按照其被分析的顺序,在同一样品批中被处理和提取。一个分析批包括的样品在同一时间处理,即没有时间间隔,由同一分析者相继处理,使用相同的试剂,保持一致的条件。质控样品应该分散到整个批中,以此保证整个分析批的准确度和精密度。

对于 BE 试验,建议一名受试者的全部样品在同一分析批中分析,以减少结果的变异。

一、分析批的接受标准

应在生物样品分析计划中,规定接受或拒绝一个分析批的标准。在整个分析批包含多个部分批次的情况,应该针对整个分析批,也应该针对分析批中每一部分批次样品定义接受标准。各国发布的指导原则标准基本相同。

校正标样测定回算浓度一般应在标示值的±15%范围内(配体结合测定法为 20%),$LLOQ$ 在±20%范围内(配体结合测定法的 $LLOQ$ 及 $ULOQ$ 为 25%)。不少于 6 个校正标样,至少 75%标样应符合这些标准。如果校正标样中有一个不符合标准,则应该拒绝这个标样,重新计算不含该标样的标准曲线,并进行回归分析。

质控样品的准确度值应该在标示值的±15%范围内(配体结合测定法为 20%),配体结合测定法还要求精密度不超过 20%。至少 67%质控样品,且每一浓度水平至少 50%样品应符合这一标准。在不满足这些标准的情况下,应该拒绝该分析批,相应的试验样品应该重新提取和分析。

在同时测定几个分析物的情况下,对每个分析物都要有一条标准曲线。如果一个分析批对于一个分析物可以接受,而对于另一个分析物不能接受,则接受的分析物数据可以被使用,但应该重新提取和分析样品,测定被拒绝的分析物。如果使用多重校正标样,其中仅一个 $LLOQ$ 或 $ULOQ$ 标样不合格,则校正范围不变。ICH 发布的《生物样品分析方法验证 M10 ICH 共识指导原则》草案(2019 年)进一步说明了校正标样的 $LLOQ$ 或 $ULOQ$ 不符合要求被拒绝的情况下,则此分析批新的 $LLOQ$ 为次低浓度的校正标样,$ULOQ$ 为次高浓度的校正标样,且修订后的 $LLOQ$ 和 $ULOQ$ 校正标样将保持原来的接受标准(即 ≤ 20%)。修订后的校准曲线校正范围必须涵盖所有质控样品(低、中、高)。超出修订后校准曲线校正范围的试验样品应重新进行分析。所有接受的分析批,每个浓度质控样品的平均准确度和精密度应该列表,并在分析报告中给出。在 BA/BE 试验情况下,如果总平均准确度和精密度超过 15%(LBA 为 20%),数据被拒绝。

二、试验样品重新分析和报告值的选择

应该在生物样品分析计划或 SOP 中预先确定重新分析试验样品的理由及选择报告值的标准。在试验样品分析报告中应该提供重新分析的样品数目及占样品总数的比例。

重新分析试验样品可能基于以下理由。

(1)由于校正标样或质控样品的准确度或精密度不符合接受标准,导致一个分析批被拒绝。

(2)试验生物样品的内标物的响应与校正标样和质控样品的内标物的响应差异显著。例如,试验生物样品的内标物响应值大于该批次样品内标物响应值均值的 150% 或小于该批次样品内标物响应值均值的 50%。

(3)进样不当或仪器功能异常,如液相漏液导致检测数据不可靠。

(4)测得的浓度高于 ULOQ,或低于该分析批的 LLOQ,且该批的最低浓度标样从标准曲线中被拒绝,导致比其他分析批的 LLOQ 高。

(5)在给药前样品或安慰剂样品中测得可定量的待测物。

(6)在生物样品是复孔检测的情况下,由于一个孔的结果未能达到预定义的接受标准(例如,复孔间差异较大,其中一个孔的浓度高于 ULOQ 或低于 LLOQ)而获得不可报告的值。

(7)考虑到受试者安全性而进行的重新分析。

(8)色谱不佳。

对于 BA/BE 试验,通常不能接受由于药代动力学理由(如样品浓度不符合预期情况)重新分析试验样品,因为这可能导致研究结果发生偏离。

重新分析后结果的取值要坚决避免随意性,必须在生物样品分析计划或实验室的 SOP 中预先加以规定。在根据 SOP 进行重新分析的情况下,应该提供重新分析样品的身份、初始值、重新分析的理由、重新分析获得值、最终接受值及接受理由。以下是国内某实验室对于试验样品重新分析和报告值的选择要求,可供参考。

（1）对于被拒绝的分析批,需要重新处理样品后进行重新检测,报告取重新检测值。

（2）内标物响应值异常时,需要重新处理样品后进行重新检测,报告取重新检测值。

（3）在仪器功能异常的情况下,如果已经在方法验证时证明了重新进样的重现性和进样器内稳定性,则可以将已经处理的样品重新进样,报告取重新进样的值。

（4）测得的浓度高于 *ULOQ* 时,应在进行稀释可靠性的基础上,对样品进行稀释后重新检测,报告取重新检测值。

（5）在给药前样品或安慰剂样品中测得可定量的分析物时应对样品进行双样重分析。并按照以下原则取值:

1）如果两个重分析样品结果均<*LLOQ*,则取重分析结果。

2）如果两个重分析样品结果中的一个<*LLOQ*,另一个可以定量,则取原检测结果。

3）如果两个重分析样品结果均可定量,则首先计算两个重分析样品结果间的偏差,若偏差>20%,则重分析结果不接受,取原检测结果;若两个重分析样品结果间的偏差≤20%,则计算两个重分析结果的均值与原检测值的偏差、若偏差>20%,则取第一个重分析的结果;若偏差≤20%,则取原检测值。

三、色谱积分

应在生物样品分析计划或 SOP 中规定色谱图积分及重积分的要求,任何对计划或 SOP 的偏离都应在生物样品分析分析报告中讨论。一般可以适用于重新积分的情况包括:

（1）软件积分的局限性,如由于软件参数的设置导致峰未积分。

（2）明显的积分异常。

手动积分的情况在 BE 试验中尤其敏感,所以在应当尽量避免修改积分参数,尤其是对单独一个生物样品进行重新积分。若进行重新积分,则报告中需提供需要重积分色谱图列表,包括所有手动积分情况及重积分的理由。应保留原始和重积分色谱图及初始和重复积分结果以供参考,并在比较 BA/BE 研究的生物样品分析报告中提交。

四、试验样品再分析

在方法学验证中使用校正标样和质控样品可能无法模拟实际试验样品。例如,蛋白质结合的差异、已知和未知代谢物的反向转化、样品均一性或合并用药引起的差异等,均可能影响生物样品在处理和储存过程中待测物的准确度和精密度。因此,根据 NMPA 的要求,BA/BE 试验原则上都要进行试验样品再分析(incurred sample reanalysis,ISR)考察。推荐通过在不同天后,在另外一个分析批中重新分析试验样品来评价实际样品测定的准确度。检验的范围应当充分覆盖整个药代动力学曲线,故中国药典建议获得 C_{max} 附近和消除相生物样品的结果。一般应该重新分析 10% 样品,如果样品总数超过 1 000,则超出部分重新分析 5% 样品。

至少 67% 的重复测试,原始分析测得的浓度和重新分析测得的浓度之间的差异应在两者均值的 ±20%(配体结合测定法为 30%)范围内。ISR 结果不符合接受标准的情况下,应该根据中心的 SOP 进行考察,采取足够的步骤优化分析方法。如果经考察未能确定失败的原因,则生物样品分析报告中也应提供 ISR 失败对研究有效性的潜在影响。

另外,如果 ISR 符合接受标准,但在多个样品的结果之间显示出较大或系统差异,如同一受试者/统一分析批的绝大多数样品均失败,这可能提示生物样品分析过程中出现了问题,也建议建立 SOP,并根据 SOP 进行进一步的调查。但如果仅是个别样品与原始值有很大差异(如>50%),则不应对原始样品进行进一步的重新分析和调查。ISR 样品的数据也不能取代原始试验样品的数据。

第四节 原始文件记录

一、原始记录

通用的具体 SOP 和保持良好的记录对于分析方法的正确验证是不可或缺的。应对生物分析方法验证中获得的数据进行记录,并可用于数据稽查和检查。ICH 发布的《生物样品分析方法验证 M10 ICH 共识指导原则》草案(2019

年)附件中详细列出了提交给监管机构的推荐文档及检查时在分析现场可供查阅的文档,有非常好的参考价值。该文档可以保存在分析现场或其他可靠的地方,随时可供查阅。

无论何种文档形式(即纸质或电子形式),均应在事件发生时记录,随后的更改不应掩盖原始数据。应详细记录更改或重新处理数据的原因,并保留原始记录。如适用,应保留生物危险区域分析数据的誊录副本或拷贝。

二、方法学验证报告

如果方法验证报告提供了足够详细的信息,则可以引用主要分析步骤的SOP 标题,否则应该在报告后面附上这些 SOP 的内容。全部源数据应该以其原始格式保存,并根据要求提供。应该记录任何对验证计划的偏离。

根据《中国药典》的要求,方法验证报告应该包括至少下列信息:

(1)验证结果概要。

(2)所用分析方法的细节,如果参考了已有方法,给出分析方法的来源。

(3)摘要叙述分析步骤(分析物,内标物,样品预处理、提取和分析)。

(4)对照标准品(来源,批号,分析证书,稳定性和储存条件)。

(5)校正标样和质控样品(基质,抗凝剂,预处理,制备日期和储存条件)。

(6)分析批的接受标准。

(7)分析批:所有分析批列表,包括校正范围、响应函数、回算浓度、准确度;所有接受分析批的质控样品结果列表;储备液、工作溶液、质控在所用储存条件下的稳定性数据;选择性、*LLOQ*、残留、基质效应和稀释考察数据。

(8)方法验证中得到的意外结果,充分说明采取措施的理由。

(9)对方法或对 SOP 的偏离。

所有测定及每个计算浓度都必须出现在验证报告中。

目前在中国境内申报需要按照 2016 年 NMPA 发布的《化学药品新注册分类申报资料要求(试行)》中"16.2.3.(5.3.1.4.2)方法学验证报告"部分进行撰写。

三、生物样品分析报告

应该在分析报告中讨论任何对试验计划、分析步骤或 SOP 的偏离。分析报告应至少包括下列信息:

（1）对照标准品。

（2）校正标样和质控样品的储存条件。

（3）简要叙述分析批的接受标准,引用特定的试验计划或 SOP。

（4）样品踪迹(接收日期和内容,接收时样品状态,储存地点和条件)。

（5）试验样品分析:所有分析批和试验样品列表,包括分析日期和结果。

（6）所有分析批的标准曲线结果列表、所有分析批的质控结果列表,落在接受标准之外的数值应该清楚标出。

（7）失败的分析批。

（8）对方法或 SOP 的偏离。

（9）重新分析结果。

目前在中国境内申报需要按照 2016 年 NMPA 发布的《化学药品新注册分类申报资料要求(试行)》中"16.2.3.(5.3.1.4.4)方法学验证报告"部分进行撰写。另外,申报资料中应在生物样品分析报告之后,按规定附上"16.2.3.(5.3.1.4.5)全部样品的进样序列表(依进样时间顺序)"及"16.2.3.6(5.3.1.4.6)图谱",要求提交方法学验证和生物样品分析部分 100% 全部色谱图,包括相应的质控样品和校正标样的色谱图。

参考文献

[1] Food and Drug Administration. Bioanalytical method validation guidance for industry (FDA -2013-D-1020-0002). 2013.

[2] European Medicines Agency. Guideline on bioanalytical method validation (EMEA/CHMP/ EWP/192217/2009 Rev. 1 Corr. 2). 2012.

[3] Ministry of Health, Labour and Welfare. Guideline on bioanalytical method validation in pharmaceutical development. https://wenku. baidu. com/view/6f5bfa0852ea551810a68749. html[2020-09-22].

[4] Food and Drug Administration. Bioanalytical Method Validation Guidance for Industry (FDA-2013-D-1020-0039). 2018.

[5] International Conference on Harmonization of Technical Requirements for Registration of Pharmaceuticals for Human Use. Bioanalytical method validation (M10). https://www. fda. gov/regulatory-information/search-fda-guidance-documents/m10-bioanalytical-method-validation[2020-09-22].

[6] 李水军.液相色谱-质谱联用技术临床应用.上海:上海科学技术出版社,2014.

[7] Tan A, Awaiye K, Jose B, et al. Comparison of different linear calibration approaches for

LC－MS bioanalysis. Journal of Chromatography B, 2012, 911: 192－202.

[8] Hughes N C, Bajaj N, Fan J, et al. Assessing the matrix effects of hemolyzed samples in bioanalysis. Bioanalysis, 2009, 1(6): 1057－1066.

[9] Nováková L. Challenges in the development of bioanalytical liquid chromatography-mass spectrometry method with emphasis on fast analysis. Journal of Chromatography A., 2013, 1292: 25－37.

[10] Zeng W, Musson D G, Fisher A L, et al. A new approach for evaluating carryover and its influence on quantitation in high-performance liquid chromatography and tandem mass spectrometry assay. Rapid Communications in Mass Spectrometry, 2010, 20(4): 635－640.